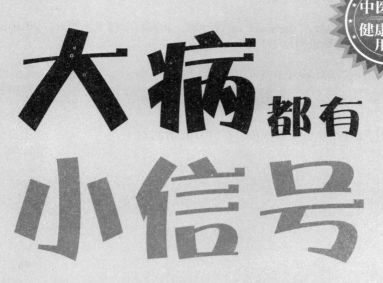

大病都有小信号

你不可忽视的95种疾病提醒

朱宏/著　　良石/整理

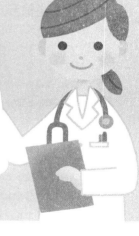

U0325374

良石整理编委会

石永青	贾丽娜	解红芳	蔡利超	张红涛	李同领	张新荣	石有林
李章国	贾献超	李宪广	王会军	李桂英	石军霞	李凤霞	李玉霞
李振海	杨焕瑞	李孝天	李孝鹏	李孝莹	石长青	杨文亮	石振广
李晓东	杜利红	姚建国	王保平	姚国芳	魏艳丽	魏红增	王会娟

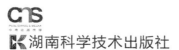

湖南科学技术出版社

图书在版编目（CIP）数据

大病都有小信号 / 朱宏著. -- 长沙 ：湖南科学技术出版社，2019.5
（中医专家指导系列丛书）

ISBN 978-7-5710-0160-5

Ⅰ．①大… Ⅱ．①朱… Ⅲ．①中医学－预防医学Ⅳ．①R211

中国版本图书馆 CIP 数据核字 (2019) 第 073633 号

中医专家指导系列丛书

大病都有小信号

作　　者：朱　宏
整　　理：良　石
责任编辑：李　忠
出版发行：湖南科学技术出版社
社　　址：长沙市湘雅路 276 号
网　　址：http://www.hnstp.com
湖南科学技术出版社天猫旗舰店网址：
　　　　　http://hnkjcbs.tmall.com
印　　刷：湖南凌宇纸品有限公司
　　　　（印装质量问题请直接与本厂联系）
厂　　址：长沙市长沙县黄花镇黄花工业园
邮　　编：410137
版　　次：2019 年 5 月第 1 版
印　　张：2019 年 5 月第 1 次印刷
开　　本：710mm×1000mm　1/16
印　　张：19.25
书　　号：ISBN 978-7-5710-0160-5
定　　价：35.00 元

读了这本书才知道，"小病看不出必成大患"

有道是"有诸内者，必形诸外"。不管身体表面哪里发生异常，无论是长了一个小疙瘩，颜色有些变化，还是疼痛难忍，都有可能是体内疾病的反映；同理，几乎所有的疾病在发病前都是有预兆的。如果我们能学会给自己和家人"望诊"，能够了解并掌握这些预示疾病到来的信号，就可以做到未雨绸缪，未病先治，避免发生"小病看不出必成大患"的恶果。

望诊真的有那么神奇吗？没有中医基础的人，在现实生活中也可以通过"望诊"来发现自己身体存在的问题吗？其实，我们的身体就像一个反射器，它能真实地反映出身体内在的健康情况。只要仔细观察，你就会发现，我们的脸、手、脚、腰、背、臀，甚至是排泄物都能准确地给我们传递疾病信号。这些信号能及时提醒我们，身体的哪些部分出现了问题。

如果你不想"小病变大病"，那就快翻开你眼前这本书吧！它并不是一本医学专著，是让你随时可以翻看，随时提醒自己的一本健康手册。翻看这本书，你将懂得什么是"小病看不出必成大患"，你将学会如何掌握那些疾病信号。

这本书所讲述的，是一个个生动、活泼、真实的小故事。每一个小故事都将给你的健康增加一个保护层，通过阅读这些小故事，你可以学会如何通过"小毛病"，知道身体里隐藏着怎样的大患，以降低患病的概率，让自己成为健康的"预言家"，守住健康的第一道防线。

这本书告诉我们：健康其实就是这么简单！

编　者
于北京

目录

1

目
录

3

目
录

Part ①

小故事告诉你 "望诊" 有多神

如果蔡桓公相信扁鹊，就不会死了

张仲景看出了王仲宣的 "疠疾"

蒋晓看出这孩子得了 "相思病"

李叔叔在火车上的 "望诊" 故事

姑奶奶治好了孙老头的 "腰痛病"

周婶 "望诊" 揭开 "看不清" 的谜底

崔默庵看出新郎中了 "漆毒"

韩奶奶观 "形态" 发现了小玉的胃病

老何的病都写在了 "眼" 和 "手" 上

我一看就知道小姨 "脾胃虚寒"

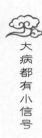
如果蔡桓公相信扁鹊，就不会死了

中医学界历来将扁鹊尊为我国古代医学的奠基者。在历史记载和民间传说中，扁鹊堪称神医，无论什么疑难杂症，他都能手到病除，最神奇的就是他有"特异功能"，能从人的面貌形态等透视人的五脏六腑。那么，扁鹊到底有多神呢？

扁鹊（前407—前310年），姬姓，秦氏，名越人，又号卢医，春秋战国时期名医。由于他的医术高超，被称为神医，所以当时的人们借用了上古神话黄帝时神医"扁鹊"的名号来称呼他。

一次，扁鹊到了齐国，他到朝廷拜见蔡桓公说："您有小病在皮肤和肌肉之间，不治将会深入体内。"

蔡桓公不屑地说："我没有病。"扁鹊走出宫门后，蔡桓公对身边的人说："医生喜爱功利，想把没病的人说成是自己治疗的功绩。"

过了五天，扁鹊再去见蔡桓公，又说："您的病已在血脉里，不治恐怕会深入体内。"

蔡桓公生气地说："我没有病。"扁鹊出去后，蔡桓公非常不高兴。

又过了五天，扁鹊再去见蔡桓公，对他说："您的病已在肠胃间，不治将更深侵入体内。"蔡桓公这次不肯再答话。扁鹊出去后，蔡桓公很是愤怒。

再过五天，扁鹊又去，看见蔡桓公转身就跑。蔡桓公见状立刻派人问他为什么要跑。扁鹊说："疾病在皮肉之间，汤剂、药熨的效力就能达到治病的目的；疾病在血脉中，靠针刺和砭石的效力就能达到治病的目的；疾病在肠胃中，药酒的效力就能达到治病的目的；疾病进入骨髓，就是掌管生命的神也无可奈何。现在疾病已进入骨髓，我已不再要求为他治病。"果然，又过了五天，蔡桓公身患重病，他立刻派人去召请扁鹊，扁鹊却已逃离齐国。就这样，蔡桓公最终因没有听从扁鹊的劝告而病死了。

这个故事或许有些让人不可思议，但却很好地诠释了中医四诊中"望诊"的最高水平。

张仲景看出了王仲宣的"病疾"

张仲景是中医界的另一位名医。他名机，字仲景，东汉南阳人，中国古代伟大的医学家，世界医史的伟人，被人称为"医中之圣，方中之祖"。张仲景生于150年1月18日，于219年溘然长逝，享年69岁。

张仲景出身在一个没落的官僚家庭，他的父亲叫张宗汉，曾经在朝为官。由于家庭环境的熏陶，张仲景从小就接触了很多的典籍。他从史书上看到了扁鹊望诊蔡桓公的故事之后，就对扁鹊产生了敬佩之情，这也为他日后成为一代名医奠定了坚实的基础。汉灵帝时，张仲景曾举孝廉，官至长沙太守。他一生都勤求古训，博采众长，集前人之大成，揽四代之精华，后来编著了一部不朽的医学名著——《伤寒杂病论》。这部医书将理、法、方、药熔于一炉，开辨证论治之先河，形成了非常独特的中医学思想体系，对于推动后世医学的发展起了非常重大的作用。

建安年间，有一位非常著名的诗人，在朝廷中任侍中，名叫王仲宣，他与张仲景有着非常深厚的交情。一天，张仲景相约王仲宣见面，发现了王仲宣的身上潜伏着一种名叫"疠疾"的病原，其实就是我们现在所说的"麻风病"。

张仲景对王仲宣说："仲宣，我看出你身上潜藏着一种病，叫作'疠疾'，如果你不早点进行医治的话，到40岁的时候，你就会出现脱眉毛的现象，脱眉毛半年后，就会有生命危险了。你听我的劝告，赶快先服用几剂五石汤吧。"

当时王仲宣刚二十出头，患有"疠疾"在那个时代又是非常危险的事情，如果被别人传他有这种病，是非常丢脸的。王仲宣以为张仲景是在吓唬自己，小题大做，又不好驳了老朋友的面子，就哼哈地答应了，但并没有听劝按时服药。

不久，两人再次相见，张仲景看了看王仲宣的气色和体态，疑惑地问："你有没有服过五石汤？"王仲宣显得有些反感，敷衍着说："是的，我服过了。"张仲景仔细观察了一下，说："不对吧，看你的气色，肯定没有服过。你为什么不听从我的劝告呢？为什么要如此轻视自己的生命？从现在开始，你一定要听我的劝说，赶快服些药吧，不然真的就麻烦啦！"尽管张仲景费尽口舌，可王仲宣就是不愿意相信，依然没有按照张仲景说的去服药。

果然，在王仲宣40岁的时候开始出现严重的脱眉毛现象，脱眉毛到第187天的时候，王仲宣终因不治而身亡。可惜了这位极有才华的文学家，这么早就离开了人世。

蒋晓看出这孩子得了"相思病"

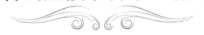

你一定听过梁山伯与祝英台的故事，梁、祝二人同窗三年，情深义重。当梁山伯听说祝英台要许配给马家的时候，便一病不起，梁山伯得的就是相思病。但是，你知道吗？相思病不只成年人会得，小孩子也是会得相思病的。

明代有一位医家叫蒋晓，他治疗小儿怪病很拿手。一天，一位妇女带着自己刚满1周岁的儿子来找蒋晓。妇女紧张地对蒋晓说："我的儿子近日里不太吃东西，而且身体日渐瘦弱，找很多医生瞧过后都说是消化不好，可是吃了很多药就是不见好。"

蒋晓听了妇女的叙述后，仔细看了看孩子的面色、舌苔，心里疑惑："看样子，这孩子应该不是消化不好。"就在他仔细"望诊"的时候，突然发现，孩子的目光在不停地移动，似乎在寻找什么东西。蒋晓顿时笑了起来，起身到隔壁屋拿来了小铃铛、小老虎、小木鱼。小孩见到蒋晓手中的玩具，立刻显出了惊喜的神色，用他那双笨拙的小手抓起了小木鱼，还紧紧地抱在怀里。

蒋晓见状，对妇女说："你的孩子痊愈了。"妇女有些不解，蒋晓继续说："你的孩子因为思念他心爱的玩具而得了病，这就叫作小儿相思病。"此时，妇女恍然大悟，她想起来了儿子经常玩耍的小木鱼不见了，从找不到小木鱼开始儿子就这样了。

蒋晓解释说："孩子幼小的心灵已经孕育了七情六欲，也会有自己的真爱，一旦失去了这种爱就会产生思念之情。因为他的年纪太小，还无法表达这种情绪，代之的便是不思饮食或精神上的委靡。当他找回失去的爱之后，相思病自然就不治而愈了！"妇女一边称赞蒋晓是神医，一边鞠躬言谢。

李叔叔在火车上的"望诊"故事

李叔叔是爸爸的好朋友，他在哈尔滨从事中医已经有40年了，去年李叔叔到了退休的年纪，准备回到家乡开一个中医诊所，在回家的火车上他成了整节车厢最受欢迎的"神医"。故事是这样的：

李叔叔对面坐着两个操着东北口音的男人，他们一直在聊天，应该是非常熟悉的朋友。其中一个男人70多岁，体态较胖，方形脸，额头宽阔，鼻头比较大，面色黄且稍微发暗。另一个男人60多岁，面容清瘦，鼻头发红，眼睛周边发红。

李叔叔听他们两个聊得非常起劲，瘦老头对胖老头说："我就喜欢喝凉水，即使冬天也是如此，热水根本喝不下去。"胖老头则对瘦老头说："我和你正相反，我都喝很热的水，凉的我一点都不沾，因为我一喝凉水就会肚子痛，还会腹泻。"瘦老头就笑着回答说："看样子这跟我们各自的生活习惯有关系。"

他们正聊得起劲，李叔叔突然插话说："你们的问题并不是生活习惯不同引起的，而是你们的身体条件不同所致。"

胖老头看看李叔叔，有些试探地问："你有什么根据吗？"

李叔叔说："当然，从面色上讲，你要暗淡一些，这就说明你的身体中有寒气，包括脏腑内也有内寒，通常有内寒的人，是肯定喝不了凉水的，不但如此，如果我没看错的话，你吃饭也一定爱吃热的。"

胖老头回答："你说得太对了，我真的喜欢吃热乎乎的饭菜。"

瘦老头见状，立刻迫不及待地问李叔叔："那你看看我是为什么爱喝凉水呢？"

李叔叔看了看他的脸，说："你的鼻头有些发红，如果没看错，你平时应该很爱喝酒，大概每天都要喝半斤白酒吧？酒热熏蒸的鼻头发红，你的脏腑内是热的，所以你特别喜欢喝凉水，吃饭也一定和胖先生正好相反，你喜欢吃凉的。"

瘦老头瞪大眼睛说："你看得太准了，我每天都得喝六七两。哈哈！那我这样喝下去会不会对身体有影响？"

李叔叔斩钉截铁地回答："当然啦！像你现在这种情况，老了容易血管硬化，会诱发脑出血，因为血热会冲破血管。而且，血热对肝脏的影响也很大。"

胖老头插话说："你是医生吗？中医？"

李叔叔从兜里掏出注册医师证书给胖老头看了一下。"原来你真的是中医啊，我说你怎么这么专业。你这中医还真神，看看就知道哪儿有病。"胖老头说道，"其实，我以前因为自己喜欢喝热水看过大夫，但是大夫对我说，我得了自主神经紊乱，给开了很多药，都不管用。"

李叔叔又问："你能说说你都有什么特别的症状吗？"

胖老头说："我夜里发冷，从心里往外的冷，每次发冷后，早晨都一定会恶心呕吐，肚子也会有点疼，很不舒服，这一直困扰着我。"

李叔叔笑着说："当然了，这些都是因为你身体里有寒气，都是寒气在捣乱。"

这时，车厢里的其他人都将目光集中在了李叔叔身上。

一个40岁左右的男人向李叔叔走过来，对他说："神医，你能不能给我也看看，我身体其实没啥大病，就是一日三餐后肯定要大便一次，我看了很多医生也没治好，这是怎么回事啊？"

李叔叔仔细地端详他，见他体形壮实，面色红中略显黑，李叔叔说："你伸出舌头，让我看看。"男人伸出了舌头，李叔叔发现他舌苔白厚，笑了笑对他说："看你的面色和舌苔，这是体内有湿邪，湿气下行下坠所以便多，除了便多的症状外，你应该还会常常感到身体困重，倦怠发懒，觉多，夏天还会出很多的汗。

男人佩服无比，伸出大拇指说："对，太对了！神医啊！你说的症状都对。"

李叔叔给这个男人开了一个方子，男人很开心地留了李叔叔的电话。

接着李叔叔还给另外几个人看了病，大家都称赞李叔叔医术高明，称他为"神医"，不知不觉中，火车到站了，大家握手热情道别。

后来，那些留了李叔叔联系方式的人，都给他打了电话，他们到医院检查的结果和李叔叔说的一模一样，通过一段时间的调养，他们的身体都有所改善了。

姑奶奶治好了孙老头的"腰痛病"

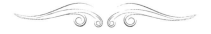

19岁那年暑假，我跟随父母一起回到东北老家探亲，那一个月让我记忆最深的就是我的姑奶奶。姑奶奶叫张秀兰，是村里最有名的"神医"，大家都叫她"张神医"。刚到村里的几天，我对大家称赞姑奶奶医术高明不以为然，我想，那一定是姑奶奶用"障眼法"蒙骗了村民，未必有什么真本事。但是，后来的一件事让我不得不佩服她的真本事！

一天中午，我们刚吃过午饭，一位步履蹒跚、面容憔悴的大爷走了进来，显然这是村里的熟人，家里人给我介绍这是

"孙大爷"，并给他让了座。

"张神医啊，给我看看吧，难受啊！没法干活儿了！"孙大爷皱着眉说。

"看你这样儿，腰痛得厉害吧？"

"可不是嘛，疼死了，现在根本没法干活儿了，麻将都打不了。"孙大爷一边说一边扶着腰。

"你这腰疼得有3年了吧？"

"我算算啊。"李大爷掰着手指头算了算，"哎呀，要不说你是神医呢！还真是得有3年了。"

显然，姑奶奶已经习惯了别人的夸赞，很淡定地在李大爷的脸上仔细地看了看，自言自语地说："得拔！"

"啊？啥意思？拔啥啊？得动刀吗？"孙大爷被姑奶奶没头没尾的一句话吓了一跳，瞪大眼睛问。

"没事儿，我说给你拔几个火罐，放放血，说了你也不懂，趴下！"姑奶奶下了命令。孙大爷有些莫名其妙地看看我们。老叔说："让你趴下，你就趴下吧，治不坏你。"孙大爷乖乖地趴在炕上。

姑奶奶把几个大玻璃罐子拿了出来，虽然动作缓慢，但她显然对这套程序非常熟练，先用乙醇给罐子和孙大爷的后腰处消了毒，然后开始拔罐。我眼看着姑奶奶把火罐紧紧地扣在孙大爷的后腰，每个罐子下面都肿起了一个黑紫黑紫的大鼓包，接着，每个大包上都被拔出了许多黑色的瘀血，我看得目瞪口呆。

"时间到了，拔！"姑奶奶一边自言自语地说，一边看了看表，便伸手去拔掉吸在孙大爷身上的火罐。

"起来走走吧。"姑奶奶为孙大爷擦去血迹后，帮他拉好衣服。

"好，我试试。"孙大爷一边爬起来，一边说，"哎？身子轻了不少啊！好像腰也不咋痛了呢！"孙大爷在屋里走了几圈，越走越快。

"那肯定得管用啊，要不给你拔啥呢！回家再吃上几天肉桂粉、三七粉，散散寒、活活血就差不多没事儿了。"姑奶奶盘着腿坐在炕上说。

"哎呀！张神医，人家都说你是神医，真是没说错，这也太神了！我都痛了好几年了，在你这不到半小时就治好了？"孙大爷觉得这事儿有些不可思议。

"呵，谁让你非得挺3年才来找我？早来早就好了。"姑奶奶一边瞪孙大爷一边讽刺地说。

"谁说不是呢！怪我！怪我啊！哈哈哈……"孙大爷一边拍大腿，一边自嘲道。

孙大爷走后，我迫不及待地问姑奶奶："姑奶奶，您太厉害了！您怎么知道他腰痛？您怎么知道他痛了3年了？"

姑奶奶慢条斯理地说："这是我'望'出来的，中医讲究'望诊'，只要我看看他，就知道他大体上得了什么病，基本上就能说出他宿疾所在。"停顿了一下，姑奶奶继续说："老孙头手扶着腰进屋，一脸的痛苦，那肯定是腰有问题，咱们村里腰痛的人多了去了。一般都是太劳累，腰部出现了损伤，瘀血停在腰部，慢慢地就会出现面色黧黑、没有光泽的症状。老孙头每天到集市上卖鸡蛋，风雨无阻，所以腰部不但有瘀血，还有寒湿，病程当然就会比较长了！"

听了姑奶奶的解释，我顿时对这位白发苍苍的老妇人肃然起敬，大家把她视为神医真的一点都不为过。"那如果一个人有病却不知道病到什么程度，您能看出来好不好治，或者能不能治吗？"我继续问。

"那肯定啊，望诊讲究望神，就是看这个人是得神还是失神。如果得神，那人一定是双目明亮闪烁，神智清楚，反应灵敏；相反，如果失神，那就一定会双目晦暗，精神委靡，反应迟钝。得神的好治，失神的就肯定难治。"姑奶奶说得头头是道，看样子她真的是个"中医通"。

姑奶奶接着说："望诊的讲究多了，有望面色、望五官、望皮肤、望舌、望掌纹、望形态等，总之，中医确实是很神奇的！"

这次孙大爷事件，让我第一次接触到了中医，也让我第一次如此佩服一位医者，虽然姑奶奶没有响亮的专业头衔，没有固定、气派的行医场所，但是，她是我见过的，最神、最高明的医生！

周婶"望诊"揭开"看不清"的谜底

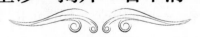

同事张力最近几天一直嚷嚷着视力下降，说看什么都模模糊糊的，试了试同事的近视眼镜，结果天旋地转，差点栽倒。大家都说她不像是近视的症状，于是她有点儿紧张了。

我想起邻居周婶学过中医，虽然没有从事这一行，但是左邻右舍有什么不舒服都去请教她，每次都能"周婶到，病自除"。

"张力，我带你去看看吧？"我说。

"去哪儿看？"

"我有个邻居，是学中医的，去找她瞧瞧？"

"能行吗？别是骗人的，再乱说一通，那我可得不偿失了！"张力表现得非常谨慎。

"放心吧，我们邻里街坊有事儿都找她，每次都挺管用。咱去看看又不费事，也没什么损失，如果她看不了，咱再去医院呗！"我心想，周婶一定有办法。张力听了我的建议，觉得有道理，就约好下班一起去找周婶。

我们找到周婶，她问张力："怎么了？哪儿不舒服？"

"最近眼睛看不清，我以为是近视了，就借了同事的眼镜戴，结果更看不清了，我想应该不是近视。"张力回答道。

周婶仔细地看了看张力，问："两眼有没有感到干涩？"

"嗯，有！"

周婶继续问："你回忆一下，最近有没有眩晕的时候，或者有没有耳鸣的症状？"周婶一边问一边抓起张力的手看了看。

张力认真地回忆着："嗯，确实有，有的时候走着路就会晕一下，我以为是没休息好，因为最近比较忙。对了，在单位的时候有过好几次耳鸣，我也没多想，以为是长期戴耳机听音乐造成的，您怎么知道我有这些症状？"我看得出来，张力开始对周婶越来越信任了。

周婶笑了笑，说："哈哈，看出来的呀，你面白无华，我看了看你的手，你的指甲灰暗缺乏光泽，你又说自己眼睛干涩，看不清东西，我怀疑是肝血不足造成的。所以，我问你是不是有其他肝血不足的症状，如眩晕、耳鸣。如果我没猜错，你应该最近还经常做梦，对吗？"

"是啊！最近确实总是做梦，我还经常给同事们讲我的梦呢，是不是！"张力拉着我说，看样子，她现在对周婶不仅是信任，而是佩服了。

周婶又问："最近月经正常吗？"

"不太正常，月经量比较少，还一个月没有来。"

"嗯，看样子，我说得没错，你确实是肝血不足。"周婶胸有成竹地说。

"可是，肝血不足跟看不清、面色、指甲、月经有什么关系啊？"我作为旁观者忍不住问。

周婶解释说："中医学有'肝开窍于目'的说法，如果肝血不足，双目就会失养，没了营养的滋润，双眼自然会干涩、模糊；而且，肝血不足，头部和面部也会营养缺失，所以就会面白无华、眩晕；中医学还有'肝其华在爪'的理论，如果肝血虚亏，指甲就会出现不荣的现象；另外，肝肾同源，二者精血互生，如果肝血虚则肾精也会虚，而耳又为肾窍，肾精虚必定会导致其窍失充，也就出现了耳鸣；至于月经，是因为妇女月经要以血为本，肝血不足，肯定就会造成经少或经闭。"

"周婶，您可真棒，说得头头是道！"张力表现得甚是崇拜，"那我现在该怎么办呢？"

"好办，我教你三个方法，坚持一段时间就没事了。"周婶说。

"好的！好的！"张力迫不及待地拿出纸笔准备记录。

"第一个方法，取3只新鲜的鸡肝，与100克大米同煮，做成鸡肝粥服食。坚持半个月就能见效。第二个方法，每天用40毫升食醋，加适量的红糖，温水冲淡后饮服，坚持一段时间也会有效果。最后一个办法，就是多吃菠菜，它是补肝血最好的食物之一。"

"嗯！记下了！"张力仔细地将小本收到包里。

一个月以后，我想起这件事，问张力有没有按照周婶说的去做，有没有收到效果。张力高兴地告诉我，效果显著，现在眼睛不干了，也能看清楚了，月经正常了，也不耳鸣眩晕了。

崔默庵看出新郎中了"漆毒"

崔默庵，清道光年间的一位名医，安徽太平县甘棠（今黄山市甘棠镇）人，在甘棠街上开设中药铺，以医为业。崔默庵精通医术，可以说医名远扬，在徽、池两府都非常有名。后来，他在甘棠雾山修建青龙庵，以山为居，安度晚年。在崔默庵的施救故事中，有一件事广为流传。

一天清晨，崔默庵刚刚打开药铺的门，一位老翁便急急忙忙地跑了进来，崔默庵走上前问道："你准备抓什么药吗？"

"不是，不是，我是来请你救救我儿子！"老翁带着哭腔说。

"哦？你儿子得了什么急症吗？"崔默庵问。

"你快随我去看看吧，三言两语我是说不清楚的。"

见老翁十分着急，崔默庵也不便再多问，示意马上跟随老翁去他家中："好吧，你前方带路。"

一路小跑来到老翁家中，刚一进家门，崔默庵就见一位身着新娘衣裳的女子坐在椅子上抽泣。女子抬头看见他，立刻抓住他的手，哭得更厉害了，哽咽地说："崔先生！快救救我的丈夫吧，他病入膏肓了。"

崔默庵顺着新娘手指的里屋方向走了过去，只见一个男青年躺在床上一动不动，他走上前去，看见青年脸部浮肿变形，眼睛已经被肿胀的眼睑遮盖住了，头大如斗，身上那套崭新的新婚礼服已经无法容纳他肿胀而又布满疹子的躯体了，针线连接处已经崩开了。

此时，老翁说："崔神医，这是我儿子，昨天刚娶了媳妇儿，洞房花烛夜还没有过，就变成了这副模样！"说着，老翁默默地擦起了眼泪。

崔默庵仔细地观察着青年肿胀的部位，他解开新婚礼服，查看青年身上大片大片的红疹。此时，他发现青年似乎有轻微的动作，但是肿胀已经影响了他的运动能力，如果不仔细观察根本看不出他在动。"你是想动吗？"崔默庵问青年。

"是的，我的手心好热，我好想拿个冰块敷一下。"

"看他的样子，我想他是中毒了。"崔默庵说。

"中毒？怎么可能呢？我们吃的、喝的都是一样的啊，我们怎么没事儿？难道是有人下毒？"老翁不解地说。

崔默庵又为新郎诊了脉，脉象平和，只是略有一点虚弱。他觉得这病着实有点蹊跷，便仔细沉吟起来。不知不觉，时已近晌午，感到有些饿了。崔默庵便让人在青年床前摆下饭菜，对着青年吃了起来。他正吃得香，只见青年用手指使劲掰开自己肿胀的眼睑，直直地看着他吃饭。崔默庵问道："怎么，你想吃东西？"

　　"是啊，很想吃，但是其他医生都告诉我不能吃。"

　　"没关系，想吃就吃吧！"崔默庵吩咐家人为他盛上饭菜。

　　饭菜来了，只见青年大口大口地吃了起来。"看样子，你不是饮食中毒，否则不会有这么好的胃口啊！"崔默庵自言自语道，他沉思良久，突然像是想到了什么，便把目光从病人身上移开，扫视着整个房间。忽然，他发现床、衣柜、桌子、椅子是全新漆的，应该是为了结婚新打的家具，再凑上去闻了闻，一股熏人的漆味，顿时，他恍然大悟。他赶紧叫来老翁及青年的其他家人，命令他们把青年搬出新房。

　　转移了青年后，他的家人问崔默庵："崔神医，您把他挪到别的屋子，这是什么用意？"

　　"我仔细观察了他身上的红疹，还有他浮肿的部位，怀疑他是中毒了，但是我见他刚才还能狼吞虎咽吃得那么香甜，又排除了饮食中毒，我发现新房里的家具都是新打的，而且油漆都是新刷的，没错吧？"

　　"没错，漆还没完全干呢。"老翁说。

　　"那就是了，你的儿子中了漆毒。"

　　"漆毒？"

"是的，漆毒，这样吧，你们到集市上买几斤鲜螃蟹，捣烂成粥样，然后遍敷你儿子的全身。如果不出意外，两天就能肿消疹退。"说完，崔默庵便告辞回家了。

果然，两天后，老翁带着一个眉清目秀的青年来到崔默庵的药铺："崔神医，你真是太神通广大了，你看，我儿子完全好了！"

"这就是那天躺在床上的新郎？果真是个英俊少年啊！"崔默庵和老翁、青年都哈哈大笑起来。

崔默庵之所以能作出正确的诊断，关键在于他细心的观察，不仅看到了新郎本身的病情，还注意到了环境的影响。这种思维方式，充分体现了中医学的"整体观念"。中医学认为，人都是生活在一定的环境中，如果环境突然改变，人体就可能会出现不适，就会生病。这位新郎就是无法适应新居的变化，对油漆产生了过敏反应。

韩奶奶观"形态"发现了小玉的胃病

韩奶奶是市医院的院长，她和姥姥从20多岁时就是好姐妹，她们相识的50多年里，韩奶奶一直扮演着姥姥"御用中医专家"的角色，后来，不仅姥姥有什么不舒服就去找她，我们家的任何一个人有了不适都会第一时间向韩奶奶咨询。

一次，我感冒了，去找韩奶奶拿她自己调配的中药，正好碰到韩奶奶的邻居小玉在那里让韩奶奶诊病，我就在一旁听了起来。

"韩奶奶，我觉得我好像是有慢性肠炎，或者消化不良。"小玉弱弱地说。

"为什么？有什么不舒服？"韩奶奶问她。

"我最近经常腹泻，然后大便里还有没有消化完的食物残渣，尤其是吃完了饭就想上厕所。这应该就是肠炎吧？"小玉问，"我是不是应该吃点消炎药，或者喝点止泻的中药？"

"药可不能乱吃啊，伸出舌头让我看看。"小玉照做。

"小腹和胃部不痛吧？"

"不痛。"小玉回答。

"是不是总是感觉有些累，而且食欲不振？"韩奶奶问。

"嗯，是的。"

"是不是两手两足心发热，并自觉心胸烦热，偶尔还会出现潮热盗汗？"

"嗯，您猜得对。"小玉说。

"哈哈，这可不是猜出来的，是看出来的！"韩奶奶笑着说。

"看？怎么看的？看舌头？"小玉显然有了精神。

"包括舌头，从你进屋就一直有气无力的，懒懒地坐在椅子上，神情倦怠，我观察到你的皮肤干燥不滋润，面色微黄，但是两颧处稍有些发红，并且你形体消瘦，你的舌质淡、苔薄白，这些症状和表现都是脾胃虚弱造成的。而脾胃虚弱就会出现五心烦热和潮热盗汗，所以，我判断你就是脾胃虚弱。"韩奶奶非常肯定地说。

"我相信您，那我该怎么调理呢？"小玉立刻问道。

"首先，你要注意有些食物尽量不要吃了，性质寒凉易损伤脾气的食品，比如苦瓜、黄瓜、冬瓜、茄子、芹菜、莴笋、柿子、香蕉、梨、西瓜、绿豆、豆腐等最好不要吃。还有味厚肥腻容易阻碍脾胃运化的食品，如鸭肉、猪肉、甲鱼肉、牡蛎肉、牛奶、芝麻等也应该避免摄入。另外，利气消积，容易耗伤脾气胃气的食品，如荞麦、萝卜、胡荽等最好也不要吃了。"韩奶奶说。

"啊？这么多东西不能吃啊！那我能吃什么啊！"小玉有些纠结了。

"当然有了！比如说具有补脾益气、醒脾开胃消食功效的食品，如粳米、籼米、薏苡仁、熟藕、栗子、山药、扁豆、豇豆、牛肉、鸡肉、兔肉、牛肚、猪肚、鳜鱼、葡萄、大枣、胡萝卜、马铃薯、香菇等，这些都可以适当多吃一些。"韩奶奶说。

小玉皱着眉，似乎在思考着什么，想了想说："要不您给我列几个食谱吧，我都有点儿蒙了。"

"行，我给你几个食谱，你拿笔记一下！"小玉赶紧拿出笔记本和笔。

韩奶奶说："记好了，我告诉你三个食谱，你就常换着样吃，调养一段时间就会有效果的。第一个是粳米粥。粳米60克，葡萄干20克，用清水先把粳米煮到九成熟，再加入葡萄干，一起炖煮至稀烂就可以了。第二个是香菇牛肉汤。香菇10克用清水泡好，瘦牛肉30克用粉面裹好，清水在旺火上煮沸后加入香菇，再拨进瘦牛肉，同时根据你自己的口味调入一些味精、盐、香油，煮沸后就可以食用了。第三个是炒牛肚土豆丝。把50克熟牛肚切丝，把80克土豆切丝后用清水淘洗掉表面淀粉，锅中倒入食用油，等油锅热后加入少许葱丝和碎蒜，然后倒进肚丝土豆丝爆炒，同时点入适量牛肉汤、盐和味精，土豆丝和肚丝熟了就行了。"

"嗯，我记下了，听着就好吃，我今天晚上就回家试试！"小玉说完后谢过韩奶奶，高高兴兴地回家去了。

几个月后，小玉变得活泼好动了，整个人看上去也精力充沛了。她对我说，她这几个月一直在用韩奶奶给的方法调养，那些不适症状已经基本没有了。

老何的病都写在了"眼"和"手"上

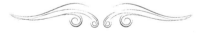

老何是我们小区的物业经理，虽然大家都叫他老何，但从40岁这个年龄上看，他其实并不老。按理说，40岁的男人正值壮年，应该精力充沛才对。但是，老何却总是一副无精打采、精神委靡、疲倦无力的样子。而且，他显得比别人怕冷。

"何经理啊，你怎么整天像个小媳妇儿似的，这才入秋你就躲在办公室，也不出去溜达溜达，一问你，你就说太冷。可是，我们一点都没觉得冷啊！"

"是啊，这经理就是经理啊！身子太娇贵了，哪像咱们这些苦力啊，怎么折腾都没事儿。"

"对啊！别说现在外面零上十七八摄氏度，就算是零下十七八摄氏度，咱也不会冷得出不了屋啊！"

……

就因为老何这样弱不禁风，所以总是被大家嘲笑。

"哎呀，你们都误会了，何经理确实是身体素质不行。"老李替何经理解围道。

"什么？身体素质？什么意思？对了，老李，你不是学过中医吗？给何经理看看。"

"要我看，何经理这是气血不足的表现。"老李说，"何经理，您是不是有失眠多梦、健忘心悸的症状？"

何经理一听立刻来了精神，一边点头一边说："是啊是啊！你怎么知道的？"

老李说："让我看看你的手。"何经理非常配合地把手递给老李看。

老李仔细地看了看，说："何经理，你的毛病都写在了眼睛和手上。"

大家听到这儿都凑过来，想听老李说说究竟。

"此话从何说起呢？"何经理惊讶地问。

老李很认真地为何经理解答道："这说起来话长，让我慢慢给你解答。首先，俗话说'人老珠黄'，你现在就是这样，其实就是眼白的颜色变得混浊、发黄，有血丝，这就表明你气血不足了。眼睛随时都能睁得大大的，说明气血充足；反之，眼袋很大、眼睛干涩、眼皮沉重，都代表气血不足。再看看手，你的手指指腹扁平、薄弱，指尖细细的，这也说明你气血不足，手指指腹饱满，肉多有弹性才是气血充足的表现。再有，可以看指甲上的半月形，正常情况下，半月形应该是除了小指都有，大拇指上半月形应占指甲面积的1/5～1/4，其他示指、中指、环指应不超过1/5，但是您现在的半月形除了大拇指有一点点，其他指甲上都没有。我刚才还看了你手指甲上的纵纹，当手指甲上出现纵纹时，也说明身体气血两亏，出现了透支，是肌体衰老的象征。"

"哎呀！从何经理的眼睛和手，你就能看出他身体的异常啊！老李你太厉害了！"周围的同事说。

"老李，那你说我该怎么办？"何经理问。

老李认真地回答："气血不足可以不需要吃药，但是一定要补！我现在给你两个食补的方子，你就按照这些方子长期坚持食用，一段时间后一定会有效果的！"

"好好好，我现在就记下来。"何经理一边说，一边拿笔和纸。

老李开始一一道来："第一个是萝卜炖牛肉。白萝卜450克，瘦牛肉100克，大葱、姜各15克，料酒、酱油各10克，盐4克，味精2克，八角3克，花生油40克。首先将白萝卜、瘦牛肉分别洗净，均切成2厘米见方的块，分别入沸水中略焯，捞出；然后锅内加油烧热，放大葱段、姜块、八角炸香，加入鲜汤、料酒、牛肉块，炖至熟烂；接下来再放入萝卜块，烧开，撇去浮沫；待萝卜块熟烂，加入盐、酱油、味精，同时挑出葱、姜、八角扔掉，再撇去浮抹，出锅盛入汤碗内即成。第二个方子是清炖排骨。猪排骨300克，小白菜50克，花生油20克，大葱4克，姜、盐、黄酒各3克，味精2克。首先将排骨洗净，剁成长4厘米、宽3厘米的段，下沸水锅焯烫后捞出，冲洗干净；然后将小白菜洗净，去根部，一切两段，同时将葱切段、姜切块，用刀轻轻拍松备用；接着把锅放到火上烧热，加少许底油，用葱段、姜块炝锅，烹黄酒，下排骨，添汤；立刻旺火烧沸，撇净浮沫，倒入陶器，转小火慢炖至接近熟；再下小白菜，放盐、味精调味儿，再炖至排骨酥烂脱骨，装碗上桌即可。"

何经理说："好！我记住了！"说着，何经理把记着食补方的纸规整地叠起来揣进兜里。

几个月后，何经理气色好多了，而且也没有那么怕冷了！

我一看就知道小姨"脾胃虚寒"

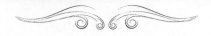

小姨其实也不小了，今年已经52岁了，想想我已经有半年多没去看望她了。这个周末，我和她约好在她家见面。我如约来到她家，小姨给我开门，我看到她的第一眼就觉得她的健康状况不太好。我问："小姨，您怎么了？看上去憔悴了很多呢？"

"是啊，最近确实觉得不太舒服，你看出来了？"

"嗯，看您神情低沉，两眼无神，怎么还有黑眼圈了？是不是睡眠不太好啊？"我问。

小姨叹了口气，说："是啊，最近确实一直都睡得不好，睡不沉，早上起来头脑也不清醒，就觉得提不起精神来，没力气。"

我仔细观察着小姨身上表现出的每一个细节，我发现她嘴唇苍白无血色，从这一点上看，我想她的脾胃功能一定出现了异常，导致气血不足，所以才会有无精打采、没有力气的感觉。

我问："小姨，你怎么一直双手交叉在腹前？还有点儿驼背呢？"

小姨一脸郁闷地回答："我这都成习惯了，肚子怕凉，前两天出去买菜，有点风，其实也不冷，可是回来就开始胃难受，隐隐作痛的感觉，连着两天都没吃好。唉！年纪大了，毛病也多了！"

"伸舌头让我看看。"我对小姨说。

我一边看她的舌头，一边问："最近是不是一直大便稀？"

"嗯！"小姨回答。

"舌淡苔白润，从您这种种的表现来看，您就是脾胃虚寒，消化吸收功能差。没事儿，别老愁眉苦脸的，还没那么让人烦心，只要您平时注意保暖，注意饮食就能改善。"我胸有成竹地说。

"真的假的？不过，听你说得头头是道，有没有什么好办法？我试试再说。"小姨顿时来了精神。

"首先，您必须注意饮食。眼看着天气越来越热，以前您总是喜欢把水、蔬菜、水果都放到冰箱冰镇一下再食用，现在您要避免这种做法，您的脾胃功能无法适应'冰'的感觉。否则，只能让胃越来越难受，脾胃越来越脆弱。"我表情严肃地说。

"嗯，记住了！"小姨斩钉截铁地回答。

"然后，我再告诉您几个调理脾胃虚寒的方子，你记一下。"小姨赶紧拿出纸和笔认真地记录着。

"第一个方子，鲜姜500克切成细末，白糖250克，腌在一起；每天3次，饭前吃，每次吃1勺；坚持吃1周，一般都能见效；如没彻底好，再继续吃，直至好为止。第二个方子，二锅头白酒50克，倒在茶盅里，打1个鸡蛋，把酒点燃，酒烧干了鸡蛋也熟了，早晨空胃吃，注意鸡蛋不加任何调料。第三个方子，胡椒12克，猪肚1个，蜜枣5枚，然后将猪肚用生粉、盐擦洗内外，洗净；将胡椒放入猪肚内，用线缝合，与蜜枣一起放入锅内，加清水适量，武火煮沸后，改用文火煲3小时，调味后，喝汤吃猪肚、蜜枣。"

"好的！我都记住了，我试试。"小姨显得神情轻松了很多。

几个月后，我又去看望小姨，她的气色好多了，黑眼圈没有了，嘴唇也红润了，背也不驼了，也不会时时刻刻捂着肚子了。不用问，我知道那些方法对她有效果了！

Part ②

从头部开始，一发统领之命

他怎么总是不停地挠头皮

瞧表妹的那根白发

小南的头发像枯草一般

枕头上的这些头发都是谁的

一大早老板就不停地"敲脑袋"

小浩浩的头发又稀又软

这姑娘的头皮屑多得有些不对劲

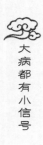

他怎么总是不停地挠头皮

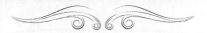

前几天我们单位来了一名新同事，叫李帅，32岁。可以说，人如其名，他确实蛮帅的。但是，他有个习惯性的动作，也可以说是一个"坏毛病"，让他的帅气大打折扣。什么动作有这么大的"杀伤力"？原来是不停地挠头皮。不管是开例会的时候，还是吃午饭的时候，他都会一直地挠头皮。每每看到他这个动作，我都会觉得浑身不舒服，鸡皮疙瘩都起来了，还会感到自己的头皮奇痒无比，有一种想挠一挠的冲动，好几次他边跟我说话边挠头皮，我都情不自禁地伸手挠自己的头皮，弄得他很尴尬，我也搞了个大红脸。

一次，我们单位来了一位中医专家，为我们讲解如何对付"亚健康"，其间他发现李帅在不停地挠头皮。中医专家盯着李帅看了片刻，大家都以为是李帅的动作引起了专家的反感，李帅赶紧红着脸不停地道歉。

专家笑了笑说："小伙子，你的头皮很痒吗？"

李帅不好意思地回答："是啊，我真的不是故意影响您，请您原谅我的不礼貌。"

专家又说："没关系，我只是想问你，是不是经常口干想喝水？而且总会感到心烦意乱？"

李帅突然停止了挠头皮的动作，惊讶地瞪着眼睛问："是啊，您怎么知道？"

"嗯，伸出舌头让我看看你的舌苔吧，说不定我会知道得更准确。"

李帅照做，专家一边观察他的舌头，一边问："你是不是经常大便溏泄，而且尿黄量少？"

李帅的眼睛瞪得更大了："天哪！您怎么说得这么准？太不可思议了！"

专家笑了笑，拍拍李帅的肩膀说："你的头皮很痒，而且舌苔黄腻，还伴随着口渴欲饮、心烦、尿短赤少等症状，这是典型的肠胃湿热。也就是说，你虽然头皮痒，但问题却出在肠胃，这就是中医望诊的神奇之处。"

专家说完后，李帅和在座的同事响起了热烈的掌声！

李帅有些兴奋地问："那有什么办法能让我摆脱这一系列的烦恼呢？"

专家说："你最好不要再吃滋腻味厚、性质温热、有补益助热作用的食物，尤其是味辛辣、性温热，易助热生火的食物都不能吃。平时多吃一些性寒凉、味淡或苦，具有清热、利湿作用的食物。例如，你可以试试'素烧苦瓜'，把新鲜苦瓜200克洗净切成丝，先用开水浸泡一下去苦味，再放进少油的锅中烧炒至九成熟，然后出锅，用盐、味精勾芡浇汁。吃起来比较清淡爽口，对你的肠胃也很有好处。"

此时的李帅已经对这位中医专家崇拜至极了！后来，李帅听了专家的建议，每天调养身体，果然收到了很好的效果，头皮不痒了，口也不干了，大便也正常了。

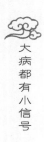
瞧表妹的那根白发

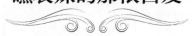

周末邀表妹去逛街，我在商场门口等她的时候看着来来往往的俊男靓女，人群中发现一位垂头丧气的小姑娘向我走来，定睛一看，原来是表妹。

"这是怎么了？平日里笑口常开、欢蹦乱跳的小妮子怎么今天成了蔫茄子？"

表妹不高兴地说："姐，我老了，怎么办？"

"什么？你老了？那我岂不是更老了？你这是受了什么刺激呢？"

表妹指着头发说："是真的，我觉得我未老先衰了，才28岁，就开始长白头发了！"

我顺着表妹手指的方向看去，果然，在表妹黑黑的头发中有一根银白色的头发突兀地显露着，怎么看都觉得那么刺眼。我说："这么粗的一根！怎么回事？我还没长白发你怎么就长了？快过来，我给你拔下来，我看着它好碍眼啊！"说着，我伸手就要去拔。

没想到表妹吓得倒退了好几步，捂着头发对我说："别！千万别拔！你没听说啊，拔掉一根白头发就会在同一个地方长很多！我可不想这么早就成了白发魔女！"

就在表妹躲我的一瞬间，我发现她头上不仅这一根白发，后脑部位掺杂着两三根："天哪！你后脑勺也有白头发了！"

"什么？真的吗？在哪儿？"表妹顿时惊呼起来。

"我才多长时间不见你啊？怎么就长上白头发了？算了，今天别去逛街了，我带你去中医院看看是怎么回事吧！"说着，我就拉着表妹打车前往中医院。

到了中医院，我们挂了一个老专家的号，这位老专家态度很好，长得也慈祥，让我们的紧张情绪得到了很大的缓解。

老中医先开口询问："你们是谁看病？"

"是我。"表妹怯生生地说。

老中医一边上下打量着表妹，一边询问："怎么了？哪里不舒服？"

表妹指着头发轻叹了一声，说："不知道为什么，好端端地长上白头发了，还不止一根。"

老中医仔细地端详着表妹的脸，问："最近有没有耳鸣？"

"好像有过几次。"

"你看上去好像很疲惫？"

"是的，最近经常会觉得精神委靡，工作稍微累一点就会腰酸腿疼的。我觉得我是未老先衰了。"表妹沮丧地说。

"哈哈，没有你想的那么严重，我发现你皮肤暗沉，神情倦怠，下眼睑颜色惨淡，耳郭颜色焦枯，一定是肾虚。"

"肾虚？是真的吗？"

"不信？那我说说症状，你看看和你的一样吗？"老中医笑着说。

表妹严肃地说："好的，您说。"

"你最近是不是比以前怕冷？是不是月经的时候会伴有头晕体虚，腰腿发软，小腹胀？不光如此，在早晨起床时，你是不是还会感到眼睛干涩？"

"哇！您说得太对了！这些症状我都有！"表妹基本在惊呼，"那我该怎样调理？"

老中医笑着说："我观察了一下你的面色，你现在只是轻微的肾虚，还没有达到'病'这个程度，所以你别自己吓唬自己，平时注意休息，可以多吃些黑芝麻、核桃仁、大枣等予以改善。"

表妹听了老中医的话，高兴得差点拥抱人家，然后又活蹦乱跳了起来，我的心情也顿时好了很多，后来表妹就一直调理自己的身体。过了半年多，有一天我和表妹出去吃饭的时候突然想起了表妹的白头发，经我仔细翻了一遍之后，果然没有了白发。从那以后，我对中医学的"望诊"更加崇拜了！

小南的头发像枯草一般

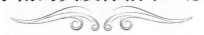

同事小南是个漂亮的女孩，白皙的皮肤、大大的眼睛、高鼻梁、小嘴巴，可以说她无论走到哪儿都会有百分之百的回头率。但就是这个十足的美女也有"软肋"，那就是她的头发。见过小南的人都发现了一个现象，就是小南从来都不换发型，永远都是那款单调、呆板、没有新意的马尾辫。很多人都建议她把头发散开，或者烫出魅惑的大波浪，但是每次一说起她的头发，她都会表现得很不自然、不自信。后来，大家和小南熟悉了才知道，她不敢变换发型的原因是，她的头发就像是枯草，不飘逸、不顺滑，不仅无法给她的美锦上添花，还有可能掩盖她所有的优势。据小南自己透露，她试过很多方法，发膜、护发素、营养膏都试了，可是一点效果都没有，她的头发依然那么干枯粗糙。大家知道真相后，多多少少都会为小南的头发感到惋惜。

一天，小南问我："我们家小区这几天在搞社区医疗，好多中医医生义务给小区的居民检查身体，你说我这头发干枯他们能有办法吗？"

"听说中医学望、闻、问、切挺神的，但是不知道美容美发他们在不在行，不过问问又不丢人，试试呗！"我鼓励她说。

"人家不会以为我精神有问题吧？问医生怎么护理头发？"小南还是有些犹豫。

"那有什么的，要不我陪你去？"

"真的啊！那太好了！"小南几乎要蹦起来了。

下了班，我陪小南走进小区，来到"社区医疗"处，好多大爷大妈都在那儿询问着什么，那些医生都细心地解答，脸上都挂着微笑，这情景让小南悬着的心稍微放松了一些。好不容易等到有个空闲下来的医生，我们俩立刻走上前，坐在他面前。

"有什么能帮助你们的？"医生问。

"哦，我有些问题想咨询，但是不知道您是否可以帮我解答。"小南声音很小地说。

"那你说来听听，看看我能不能帮上忙。"医生亲切地说。

我在一旁看着直着急，就直截了当地说："她是想问，您有没有什么好办法让她枯草一样的头发飘逸顺滑。"

"哦！头发像枯草？你得让我看看你的头发，干枯到什么程度，颜色是怎样的。"医生说。

小南似乎看到了希望，她立刻很配合地把头发散开，侧过身让医生仔细查看。

医生一边仔细看小南的头发，一边自言自语道："颜色偏向茶褐色，发质感较粗糙，欠缺光泽。"医生又用手去拉扯一根头发，说，"还很易断，比较脆弱，弹性不足。好了，你转过来吧。"小南面朝医生，他仔细地盯着小南的脸看了看，说："是不是经常有人夸你很白？"

小南有些莫名其妙，只是有些害羞地说："是的。"

医生笑笑说："你这不是白，是苍白，健康的白应该是白里透红的。我再问你，你是不是总会有心跳异常、头晕、乏力、气短、心悸、身倦无力、精神不振、失眠多梦等症状？"

小南仔细地想了想回答："是，大家都说我很柔弱。"

"这就对了，你之所以会头发干枯，是因为你贫血。"这位医生肯定地说。

"啊？贫血？"小南显然有些意外，"我以为我只是身体素质不太好，没想过贫血。不过，您刚才说的这些症状还确实是存在的，那我该怎么办？"小南迫不及待地问。

"先说说调理贫血。首先，你要避免偏食，还要忌食辛辣、生冷不易消化的食物，要注意劳逸结合，进行适当的体育活动。其次，要多吃补血的食物，比如黑豆、胡萝卜、龙眼肉、萝卜干、黑糖、莴苣、黑枣、蜜枣、紫葡萄干等。"医生接着说，"长期坚持下去，对改善贫血是非常有帮助的，当然，贫血改善了，头发自然就有营养了。"

"那有没有直接针对头发的办法？"小南问道。

"当然有，这也是我接下来要跟你说的。头发干枯可以用推拿按摩、食膳疗法、中药疗法等方法进行治疗。先说说推拿按摩。第一种按摩法是两手十指微曲，以十指指端从前发际起，经头顶向枕后发际推进，反复操作20～40次；第二种按摩法是两手手指自然张开，用指端从额前开始，沿头部正中按压头皮至枕后发际，然后按压头顶两侧头皮，直至整个头部，按压时头皮会有肿胀感，每次按2～3分钟；第三种按摩法是两手抓满头发，轻轻向上提拉，直至全部头发都提拉1次，时间为2～3分钟；第四种按摩法是用两手手指摩擦整个头部的头发，做洗头状，2～3分钟；第五种按摩法是双手四指并拢，轻轻拍打整个头部的头皮1～2分钟。这五种按摩法每天早、晚各做1次，长期坚持可以治疗头发干燥、枯黄。除此之外，你还可以用菠菜、鲜虾仁、羊肾等炒菜吃，因为这些食物中含有优质蛋白质、钙、磷、铁、维生素A、维生素B$_1$、维生素B$_2$及烟酸等各种营养成分，有补血、润肤、护发的作用。"

"真的吗？如果真的有效果的话，您就是帮了我的大忙了！"小南高兴地说。

"只要你坚持，肯定会有效果的！"医生说道。

从那天开始，小南真的一直坚持按摩头发，吃一些补血、护发的食物。半年过去了，小南不仅看上去更有精气神了，发型也变成披肩发了，头发柔顺地散开，让她更漂亮了！

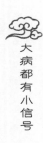

枕头上的这些头发都是谁的

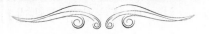

　　周末，我独自一人去逛街，在商场里碰到了大学时最要好的朋友丽丽。从那天起，我们就一直保持着密切的联系，没事就打打电话，出来吃顿饭、聊聊天。一天，丽丽给我打电话说她老公出差了，周末只有她自己在家，很无聊，想让我去陪她，我立刻答应了。

　　晚上我们准备上床睡觉了，刚准备躺下，我就发现了一个现象，一个枕头上散落着很多头发，再看看床头、地上也有好多头发，因为丽丽也是短发，我看不出是他们夫妻俩谁的头发，"天哪，这都是谁的头发？怎么掉这么多？"我惊呼。

　　"我的，我也不知道怎么回事，总掉头发，大把大把地掉，多亏头发是可再生的，否则现在站在你面前的就是一个光头妹了！"丽丽显然对掉头发没有太在意。

　　"这么个掉法，用不了多久你就成光头了，我觉得你该去医院看看。"我担心地建议她。

　　"掉头发还用看啊？没事儿吧。"我们俩就在需不需要去检查一下的讨论中睡着了。

　　睡到后半夜，我隐隐感觉有声音，睁开眼一看，丽丽在看电视。"这才几点啊？天还没亮呢，你怎么看上电视了？"

我问。

"睡不着了，没事儿，你睡吧，我总这样，睡觉轻，总醒。"

我迷迷糊糊地睡着了，早上睁开眼的时候，看见丽丽在我身边睡着了，我轻手轻脚地起床，她突然说话了："你不用这么小心，我已经醒了，就是懒得起来。"

我看到她种种的表现，觉得很担心："丽丽，我真的觉得你该去看看医生，你这些症状可不是正常现象啊！"

"就是你昨天说让我去看看，我晚上就做了一晚上的梦看医生。不过，我天天做梦。"丽丽懒散地说道。

"你确实应该检查，今天我陪你去吧，我见你们家门口就有一家中医院，咱们就去那儿，离得还近。"我几乎是用命令的语气对她说。

磨磨蹭蹭到下午两点，我拽着丽丽到了中医院。

"怎么了？哪儿不舒服？"一位戴着眼镜的老中医问道。

"大夫，我朋友掉头发很严重，而且长期失眠、多梦，您看她是怎么回事啊？"我问。

就在这个时候，一阵风从窗外吹了进来，丽丽马上裹了裹衣服，然后把手揣进了兜里。这个小动作被老中医看见了，他问："你很冷吗？"

"还好，就是有点儿凉，我一向比较怕冷，手脚总是凉的。"丽丽说。

老中医仔细地端详着丽丽，就在这期间，丽丽打了一个哈欠。"你一到下午这个时候就会犯困吗？"老中医又问。

丽丽想了想，说："好像还真是。"

老中医继续问："看你一脸倦容，是不是经常感到乏力、不爱动、四肢酸懒？"

"是的。"

老中医说："看样子，你的头发掉得是很严重，你的衣服上有很多头发。"

丽丽赶紧拍拍肩膀两侧，有些不好意思地说："嗯，我的头发确实掉得比较严重。"

"从你的种种表现来看，你是脾虚造成的脱发、失眠多梦。"老中医说。

"脾虚？"丽丽瞪大眼睛，"那就是说，我还真的是健康出现了问题？"

"哈哈，当然了，身体上出现的任何异常现象，都会反映出相应的健康问题。你现在的这些症状，就能反映出你的脾有问题。"老中医说。

"为什么您肯定是脾虚？"我问。

老中医说："从中医学的角度来讲，脾主运化，脾虚的话自然运化得就慢，运化一慢问题也就出现了，人体摄入的食物营养不能及时消化，吸收不良，就势必阻碍水谷精微向全身脏腑的运化，得不到营养就会导致气血不畅、气血不足，进而肯定就会引起脱发、乏力、无精打采、睡眠不佳等反应。"

"哦！原来是这样啊！那我该怎么办呢？"丽丽恍然大悟。

"任何一种方法都不如食补，所以我建议你食补。首先，你要注意，性寒凉，易损伤脾气的蔬菜水果不要再吃了，如苦瓜、黄瓜、冬瓜、茄子、空心菜、芹菜、苋菜、茭白、莴笋、金针菜、柿子、荞麦、山楂、萝卜、胡荽、香蕉、枇杷、梨、西瓜、绿豆、豆腐、莜麦等。还有，味厚滋腻的食物也不要再吃了，它们容易阻碍脾气运化功能，比如鸭肉、猪肉、甲鱼肉、牡蛎肉、牛奶、芝麻等。"

"啊？那我还能吃什么啊？"丽丽有点急了。

"可吃的有很多啊！如土豆、红薯、香菇、山药、栗子、大枣、鸡肉、兔肉、猪肚、牛肚、羊肚、牛肉、鳜鱼、泥鳅、粳米、籼米、扁豆、豇豆、蜂蜜等。"老中医继续说，"我给你几个食补方，好吃又不贵，能让你解馋的同时补脾。第一个是粳米粥。粳米50克，葡萄干10克，以适量清水先煮粳米至九成熟，加入葡萄干，共同炖煮至稀烂。第二个是香菇牛肉汤。香菇10克泡好，瘦牛肉30克先用粉面裹好，汤沸后入香菇，再拨进牛肉片，同时点入适量味精、盐、香油，煮沸后就可以吃了。第三个是炒牛肚土豆丝。熟牛肚50克切丝，土豆80克，切丝后以清水淘洗掉表面淀粉，油锅热后加入少许葱丝和碎蒜，遂入肚丝土豆丝爆炒，并点入适量牛肉汤和盐、味精，土豆丝和肚丝熟了就可以了。第四个是扁豆馅包子。鲜扁豆两份，鸡肉一份，剁碎后加盐、味精、鲜姜汁和花椒水拌匀做馅，以小麦粉起面做皮，捏成包子后，置笼中，旺火蒸20分钟。只要你持之以恒，就肯定会收到预期的效果。"老中医说。

接下来的很长一段时间里，丽丽都坚持按照老中医的方法饮食，现在的丽丽睡眠质量好多了，人也不再那么懒散了，最明显的是，她的枕头上不再有那么多头发了！

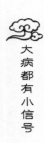
一大早老板就不停地"敲脑袋"

　　这几天，同事们都发现了一个现象，那就是每天早晨大家一到办公室，都会透过干净的玻璃门看到老板紧锁眉头，用双拳敲自己的脑袋，他显得很烦躁，一边敲一边叹气。

　　我们的老板是位47岁的"胖男"，178厘米的个头，将近100千克的体重，大家在背后都叫他"胖熊"。老板的应酬很多，有的时候一大早就能闻见他前一晚没有散尽的酒气。他这种"敲脑袋"的举止已经持续快半个月了。就在大家因为他的怪异举动窃窃私语的时候，老板把玻璃门推开了，坐到王秘书旁边，有些无奈地吩咐："王秘书，去把行政部的那个神医叫来。"

　　"好的，我马上就去。"王秘书边说边出了办公室的门。

　　"神医"是行政部的主任助理佟小小，她今年29岁，是学中医出身，大家有个什么不舒服的就会去咨询她，因为她每次都说得头头是道，而且按照她给的建议去做，不适感都会有所缓解，所以大家都叫她"神医"。

　　"老板，您找我？"佟小小问道。

　　"嗯，我有些问题要问你。"老板边说边敲脑袋。

　　"怎么？您头痛？"佟小小看出了老板的难受。

"是啊，痛了很多天了，天天痛，真是烦死我了。"老板显得很焦虑。

"您是哪种疼痛？胀痛？偏头痛？还是纯粹的痛？"佟小小一边问老板，一边上下打量着他。

"是胀痛，总之很难受。王秘书，给我倒杯水来！"

佟小小注意到了老板的这个举动，问："您口渴？"

"不是，是昨晚喝多了，有点恶心想吐。"

"您昨晚喝了多少？"

"也没多少啊，就两瓶啤酒。"老板回答。

"老板，能否让我看看您的舌头？"佟小小说。

老板伸出舌头让她看，正在这个时候老板办公室的电话响了，他慢吞吞地起身，有些慵懒地走进办公室接起电话，说了两句就挂断了，又返回到王秘书旁边的座位，"怎么样？还有什么问题吗？"老板问佟小小。

"您是不是常有胸脘痞闷的感觉？"佟小小问。

"什么感觉？不明白。"

"哦，就是说您有没有胸部和胃脘部堵塞不舒服、胀闷的感觉。"佟小小觉得老板还是有些困惑，又说，"您从胸口到心窝一条线，有没有感觉很闷、很紧、硬邦邦的、很压抑的感觉？"

老板想了想说："经你这么一说，好像最近确实经常有这种感觉！"

"老板啊，我建议您去医院验一验血脂吧，您这肯定是高血脂！"佟小小说。

"高血脂？那和头痛有什么关系啊？"老板有些疑惑了。

"因为，长期的高血脂会引起供应大脑血液的椎动脉、颈内动脉的狭窄和梗死，血流不畅自然就会引发头痛。"佟小小解释说。

"就凭这一点，你就认为我是高血脂？"老板显然还是不太相信佟小小的诊断。

"当然不是，您刚刚的一系列动作、状态，都是高血脂的症状。"

"我有什么动作、状态？没有啊，我刚才什么都没做。"

"首先，您刚才说恶心，可是根据您的酒量是不可能两瓶酒就有恶心想吐的感觉的，也就是说，刚才您的呕吐感不是因为昨晚的啤酒。其次，刚才您起身去接电话，动作拖沓、懒散，明显是肢重身沉、倦怠乏力的症状。另外，我看了您的舌头，舌质淡、苔白腻。再加上您本身体态肥胖，又长期饮酒，吃一些油腻味重的食物，这种种表现加在一起，应该就是痰湿内阻型高血脂，所以我建议您尽早去医院就诊。"佟小小摆事实讲道理，把老板说得心服口服。

"高血脂还分种类吗？那如果真的是高血脂，我应该怎么办？"老板问。

"饮食要有原则，也就是说要控制总热量，限制脂肪，减轻体重。具体的就是保持每天食物的多样性，把谷类作为每天饮食的基础，适量进食动物性食物，每天进食适量豆类及其制品，每天吃0.5千克蔬菜和适量水果，控制能量摄入，适当提高蛋白质摄入量，减少糖类，控制脂肪和胆固醇，补充膳食纤维，还要限制钠盐的摄入，多食一些含钾、钙的食物，适量采用橄榄油和玉米油。最主要的还有，必须禁止饮酒，禁食白糖、红糖、葡萄糖及糖制甜食，还要少喝咖啡、茶。对了，还需要改变食物的烹调方式，绝对避免油炸，最好选用蒸和烤。"佟小小见老板仔细地记着，继续说，"可以多吃一些降脂食品，比如鱼类、大蒜、洋葱、鱼油等。"

"那生活习惯上有什么需要注意的吗？"老板进一步问道。

"当然有，睡觉时注意枕头不要过高，头部铺垫过高，颈部肌肉和韧带过度牵拉，会挤压颈部血管阻断血流，造成脑供血不足，容易导致脑梗死；睡前不要吃得过饱，饱餐后血液会向胃肠道集中，心脑的血流相对减少，易引起脑梗死、心绞痛、心肌梗死等疾病；睡前不要抽烟，因为烟草中的有害成分可使血管痉挛收缩、血压升高，还能使血小板聚集形成栓塞，从而导致冠心病、心绞痛甚至心肌梗死的发生。"佟小小的专业言论让所有在场的同事钦佩不已。

后来，老板听了佟小小的劝告，去医院检查了一下，果然患上了高血脂。

小浩浩的头发又稀又软

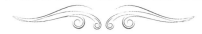

今天闲来无事，想起了我可爱的外甥，1岁的小浩浩，我决定去表姐家看看这娘俩。到了表姐家，我们俩就开始唠起了家常，小浩浩就一直乖乖地坐在表姐的腿上不吭声。

"小浩浩可真老实，不像别的小男孩那么淘气调皮。"我说。

"是，你说我和你姐夫都挺外向的，我儿子怎么就这么内向呢？"

在聊天的间隙，我发现小浩浩的头发又稀又软，"表姐，小浩浩的头发怎么这么少啊？还这么软，你和我姐夫的头发，又浓又黑，怎么这孩子……"我一边说，一边摸着小浩浩的头发。

"是啊，小浩浩的头发我也觉得很奇怪，也许长大了就好了？"表姐有些疑惑地看着小浩浩。

"咦？表姐，我看隔壁的强强也是1岁，怎么看上去比咱们小浩浩高很多？而且，也比小浩浩看着壮实。我越来越觉得小浩浩有异常。"

"是啊，经你这么一说，我都有些害怕了。要不，咱俩带他去霍大夫那问问？"表姐说。

"嗯，也好，那就现在去吧。"说完，我们就带着小浩浩到了当地最有名的中医院，霍大夫是这里资历最老的中医专家。

小浩浩坐在霍大夫面前，比平时还老实。"霍大夫，您看看，我儿子总是这么打蔫。"

"这孩子头发长得可不太好啊，他多大了？"霍大夫问。

"1岁了。"表姐答道。

"1岁了？长得也不高，平时吃东西怎么样？"霍大夫又问。

"这孩子挑食挑得厉害，就喜欢吃那么几样，其他的东西碰都不碰。"表姐道出了问题的关键。

"那我明白了，你的儿子之所以头发稀疏、精力不旺盛，都是因为营养不良造成的。"霍大夫说。

"那怎么办？"表姐有点着急了。

"没事儿，别急，现在的孩子很多都因为偏食造成营养不良，这不难办。"霍大夫安慰表姐说，"首先，要调整膳食结构，也就是说要让孩子的食物多样化，让他多吃些水果蔬菜，只有这样才能保证充足的营养。还要多让孩子摄入蛋白质、维生素A、维生素B、维生素C及富含矿物质的食物，这样可以通过血液循环供给毛根，使头发长得更结实。然后，你去检查一下孩子的微量元素，看看到底缺什么，一定要缺什么补什么，多吃些富含微量营养素的食物。如果确实缺乏多种元素，那么最好是分开服用，以免互争受体，影响吸收。比如说同时补充锌和钙，最好间隔3小时以上，早晚补钙，中午补锌。"霍大夫停顿了一下，继续说："做到这些，孩子肯定就长得壮实、精力充沛了，另外，要给孩子勤洗头，只有经常为他洗头，保持头皮清洁卫生，使头皮得到刺激，才能促进头发生长；还要勤梳头，应使用橡胶梳子，这种梳子有弹性，很柔软，不会损伤孩子的头皮。"我们谢过了霍大夫，就立刻去给小浩浩化验到底缺些什么营养元素。

后来，根据霍大夫的指导，给小浩浩进行了有针对性的补充营养，现在小浩浩活泼好动、聪明伶俐，他的头发也浓密了很多，个儿高了、体重增加了，总之，小浩浩成了名副其实的小男子汉！

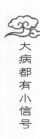

这姑娘的头皮屑多得有些不对劲

　　大年初一，洪瑞到李院长家拜年，李院长把洪瑞让进客厅聊起了家常。正聊得起劲，李院长的老伴儿韩爷爷从卧室走了出来："哟！洪瑞来了？"韩爷爷笑着说道，韩爷爷是个老中医，和李院长一样医术高明。

　　"韩爷爷，过年好！"洪瑞起身给韩爷爷拜年。

　　"老伴儿，你看这姑娘的头皮屑多得有些不对劲啊！怎么这么多？"韩爷爷问李院长。

　　"是吗？"李院长戴上眼镜，凑近洪瑞仔细地看了看，"哎呀，还真是啊，看肩膀上都是头皮屑。"

　　"真是不好意思，我以前没有头皮屑的，也不知道从什么时候开始头皮屑越来越多。"洪瑞有些不好意思地说。

　　韩爷爷端详了片刻，说："洪瑞啊，你以前的皮肤很白皙红润的，怎么现在这么暗沉？好像两颊还有些斑点？"

　　"是吗？我没注意过，但是确实摸着没有以前细滑。"洪瑞一边摸着脸一边回答。正在这时候，洪瑞的手机响了，她拿起手机："喂？哎呀我知道了，真啰唆，行了行了挂了吧！"洪瑞看上去很烦躁。

　　"怎么啦？"李院长问。

"哦，没事儿。我妈说外面下雪了，让我一会儿走路小心些，别滑倒了。"

"那你怎么看上去那么心烦啊？"李院长又问。

"我最近都是这样，点火就着，也不知道为什么，总是很易怒，心情烦躁得很，遇事总是非常急。"

李院长接着问："你最近月经正常吗？"

"最近痛经明显，月经量也很不规律，时多时少。"

"看样子，这姑娘是内分泌失调了。"韩爷爷说。

"是的。"李院长表示赞同。

"啊？那怎么办？我说我最近怎么这么反常！"洪瑞迫不及待地问。

"第一，能不熬夜就不熬夜，要提高睡眠质量，可以在上床睡觉之前的2～3小时内进行锻炼，可使睡眠保持平稳，然后在睡前泡个热水澡或者喝杯热牛奶也有好处。第二，要保持愉快、乐观的情绪，保持平和的心态，学会自我减压，克服日常生活中的焦虑、紧张、愤怒等不良情绪。第三，应该多注重户外锻炼，积极参加健身运动，日常应该按时作息，做到劳逸结合。第四，注意保持大便、小便、汗腺的通畅，让体内的一切废物、毒素都能及时通畅地排泄出去，所以一定要注意及时饮水。第五，要少吃快餐，少用塑料制品包括保鲜袋盛装微波食物，因为容易溢出有毒物质；平时要注意食物的多样化，搭配合理，多吃蔬菜、水果，少吃油腻与刺激性食品，烹调用油以植物油为主，动物油为辅，以获取更多的不饱和脂肪酸，从而调理内分泌失调。另外，还应该养成泡澡的习惯，这是维持身心平衡最简单的方法之一，利用高温反复入浴的方式，可以促进血管收缩、扩张，每次泡澡3分钟，休息5分钟再入浴，重复3次，就能在不知不觉中消耗大量能量，效果相当于慢跑1千米。"李院长详细地为洪瑞讲解着。

"好！我都记住了，谢谢李院长和韩爷爷，要不是你们看出我的问题，我还蒙在鼓里呢，估计等我有强烈的反应就不好治了。"洪瑞非常感谢李院长夫妇。

两个月之后，李院长和韩爷爷在遛弯儿的时候见到了洪瑞，她看上去精神了很多，皮肤光滑细腻，情绪轻松愉快，肩膀上也没有了头皮屑。

Part 3

擦亮双眼，将疾病"缉拿归案"

你怎么总在滴眼药水

他的眼白已经不白了

看起来，你的眼皮有些肿

小菲的"假红眼病"

"眨巴眼"让我看出他有病

孙杰变成了"熊猫眼"

瞧赵静那"青蓝色"的眼圈

佳佳的黄眼圈让她看上去很没精神

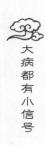
你怎么总在滴眼药水

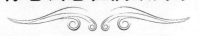

　　前一阵子，萌萌总是不停地滴眼药水，还嚷着眼睛又干又涩。那几天正好有一套图片要拍，萌萌一直负责跟拍，闪光灯一闪一闪的，让她滴眼药水的频率更高了。摄影师李老师出生在中医世家，从小耳濡目染，让他对中医小有研究。他看萌萌手里一直握着眼药水，时不时就滴两滴，便对她说："萌萌啊，你怎么总在滴眼药水？你滴眼药水的方法可不对啊，这样不但无法保护眼睛，还会有副作用的。"

　　"唉，没办法，我觉得眼睛又干又涩，尤其是这几天闪光灯一直在闪，我觉得眼睛更不舒服了！"萌萌一边滴眼药水一边说。

　　李老师没再说什么，但是一直注意着萌萌的一举一动。

　　"大家歇会儿吧！"一边说着，萌萌又开始滴眼药水。

　　"萌萌啊，这次拍摄比前几次休息的次数多多了。"李老师说。

　　"嗯，不知道是不是夏天的缘故，我觉得特别容易累，而且口燥咽干，总想喝水。"

　　"把舌头伸出来让我看看。"李老师放下摄像机对萌萌说。

"啊？您准备给我望诊一下？哈哈！"萌萌说完，伸出舌头给李老师看。

李老师看了片刻，自言自语："舌红，少苔。"然后问萌萌，"最近有没有失眠多梦？"

萌萌说："嗯，有。每天都做梦，早上起来就忘了梦的什么。然后入睡很困难，总是要翻很久才睡得着。"

"是不是还感觉腰膝酸痛？有的时候还会耳鸣？手脚麻不麻？"李老师继续问。

萌萌想了想，说："嗯，这些症状确实都有过。您是不是知道我怎么了？"

"嗯，你这是典型的肝肾阴虚。要不是你不停地滴眼药水，我还真没发现异常。"李老师说。

"那我该怎么办啊？是不是得补啊？"萌萌说。

"怎么补都不如食补，既安全，效果又好，我现在给你几个方子，你坚持食用一段时间肯定会有效果的。"李老师说。

"好！您说，我用手机录下来！"萌萌倒是有办法。

"好，第一个方子是炖雪梨川贝。雪梨1个，川贝母6克，将雪梨开一个盖挖去核，川贝母放入梨中，盖好孔，用白线扎好，放进锅里用水炖约1小时，等梨熟透了，饮汤食用，每天1次，连服3～5天。第二个方子是桑菊薄荷饮。洁净的桑叶、菊花各5克，苦竹叶、白茅根各30克，薄荷3克，把这五味药一起放入茶壶内，用沸水浸泡10分钟，随时饮用。第三个方子是丝瓜花蜜饮。洁净丝瓜花10克，放在沸水中冲泡10分钟，加入蜂蜜适量，每天饮用3次。第四个方子是鲜藕姜汁。去节的鲜藕500克，生姜50克，将藕与姜洗净，切碎，用干净的纱布绞取

Part 3　擦亮双眼，将疾病「缉拿归案」

汁液，一天内分数次服完。第五个方子是白鳝鱼沙参汤。活白鳝鱼250克，沙参、玉竹各15克，百合24克，百部10克，然后将鳝鱼去除内脏，洗净切碎与所有中药一起加水适量炖熟，放入少许盐调味，吃肉喝汤，每天1剂。"

"好复杂啊！李老师，有没有市场上就能买到的补肝肾的食物？"萌萌问。

"当然有啊！你应该多吃一些滋阴潜阳的食物，如糯米、绿豆、藕、马兰头、大白菜、黑木耳、银耳、豆腐、甘蔗、梨、西瓜、黄瓜、百合、山药、乌贼等。这些食品味甘、性寒凉，都有滋补机体阴气的功效。你还要注意，应少吃辛辣的东西，火锅最好少吃，鸡肉也不要多吃，煎、炸、爆、烤的食物也应少吃些，龙眼肉、荔枝这些容易上火的水果也都最好不要吃。"李老师说得句句在理。

"好的！我记住了！"萌萌感激地说。

几个月过去了，又要拍图了，李老师又见到了萌萌，发现她的眼药水不见了，也不那么容易疲劳了，显然，萌萌听了他的话，坚持调理起了作用。

他的眼白已经不白了

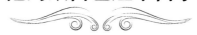

周小龙是个帅小伙，他个头适中、身材正好，最精致的就要数他那双黑白分明的深邃眼眸，我们公司的很多未婚女孩儿都被他那双电眼给电得魂不守舍，但是最近，女孩们发现，小龙的那双明眸像是蒙了一层昏黄的轻纱，不再迷人了。

"小龙，你最近没睡好？"小丽问。

"没有啊，睡得挺好，怎么了？我很憔悴吗？"小龙反问。

"那倒没有，就是你的眼白怎么不白了？"

"不白了？那是什么颜色？"

"有点发黄，你自己照镜子没看出来？"小丽说。

"我一个大男人，很少照镜子的，我还确实没注意到，你有镜子吗？"

"有，给你。"小丽说着，从抽屉里拿出一个小镜子递给小龙。

小龙接过小丽的镜子，仔细观察着自己的双眼，片刻后，小龙似乎发现了什么似的，说："哎呀！真的！我的眼白怎么这么黄？挺明显的呢！"

"天哪，你不会是得了肝炎吧？"小丽一边说一边有些恐慌地把椅子往后挪了挪，就连小龙递过来的镜子都没敢接，赶忙说，"你先用着吧，我这还有，你得随时注意眼白的颜色。"

小龙似乎看出了小丽的担忧，说："没事，不可能是肝炎，我的肝一向很好，不要怕，那镜子我就先拿着了。"

"要不，你先问问马奇，他学过医，说不定能看出点什么呢。"小丽给小龙出着主意。

正在这时候，马奇走了进来："我好像听见有人提到我了？"说着马奇把需要小丽处理的文件放在了桌上。

"真是说曹操，曹操到啊！"小丽说，"你看看小龙的眼睛有没有异常？"

马奇听了小丽的话，转向小龙，仔细盯着他的双眼看了看："嗯，确实有异常，你的眼白有些黄啊！"

"你瞧！我没看错吧！"小丽说道。

"你最近有什么不舒服的感觉吗？"马奇问小龙。

小龙仔细地回想着，说："没有啊，眼睛也不干、也不疼、也不痒。"

"我不是说眼睛，我说的是你的身体有没有什么不舒服？中医学最不讲究的就是'头痛医头，脚痛医脚'。"

"哦，我想想。"小龙想了想说，"最近总是胃不舒服，好像睡觉的时候还有两次比较明显的不适。"

马奇用手按了按小龙的右上腹部，问："是不是这个位置？"

"嗯，没错，就是这。"

马奇又问："是不是有的时候一阵一阵地疼，严重的时候向右肩背放射？"

"嗯，是！你说得太对了。我以为就是胃疼，因为疼一会儿就好了，我也就没当回事，对了，有的时候还会有点儿恶心的感觉。"

"你去检查检查吧，如果我没看错的话，应该是胆结石。"马奇说。

"胆结石？那怎么眼白会黄？"小丽在一旁问。

"因为胆汁是由肝脏产生，通过胆管进入肠道，肝内胆管好比是树枝，胆总管好比是树干，胆汁从分支汇入胆管左右支，最后排入肠道。如果在主干被结石梗阻，则肝脏产生的胆汁就排不出去，倒流到血液里，胆汁内的胆红素会沉着在眼睛和皮肤，表现为巩膜和皮肤黄染。"马奇解释得头头是道。

"哦，原来是这样啊！可是，我怎么会得胆结石呢？"

"如果不是遗传的话，就应该是因为你运动和体力劳动少，天长日久胆囊括约肌的收缩力必然下降，胆汁排空延迟，容易造成胆汁淤积，胆固醇结晶析出，为形成胆结石创造了条件。还有，你不喜欢吃早餐也是主要原因，长期不吃早餐会使胆汁浓度增加，有利于细菌繁殖，容易促进胆结石的形成，如果坚持吃早餐，可促进部分胆汁流出，降低一夜所贮存胆汁的黏稠度，降低患胆结石的危险。"马奇说。

小龙又问："那跟我饭后吃零食有关系吗？"

"当然也有关系，如果你是长期有餐后坐着吃零食的习惯，也是致病原因之一，因为当人呈一种蜷曲体位时，腹腔内压增大，胃肠道蠕动受限，不利于食物的消化吸收和胆汁排泄，饭后久坐妨碍胆汁酸的重吸收，致胆汁中胆固醇与胆汁酸比例失调，胆固醇易沉积下来。"

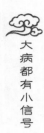

"天哪！原来这些被大家忽视的坏习惯对人体的伤害这么大啊！"小丽惊呼道。

"当然了，你也要引以为戒啊！"马奇说，"小龙，你去检查一下，如果真的是胆结石，你就要记住，以后必须按时、合理地吃早餐，还要规律地安排一日三餐，多进食高纤维的饮食，减少高热量食物的摄入，还要适当地增加运动。"

小龙听了马奇的话，去医院检查了一下，果然是胆结石，从此以后，马奇的"医术"就在全公司传开了！

看起来，你的眼皮有些肿

星期一的早晨是开例会的时间，大家都妆容精致、衣着干练，一方面是为了给领导一个好的印象，另一方面是为了让自己精力充沛、全力以赴迎接新的一周。但是，有一个人却一直给人以疲惫的感觉，这个人就是制作部主任莫小静。她的不良状态表现在双眼上，大家都看出了她的眼皮有些肿，"泡泡眼"让她平时的干练、活力无影无踪。

"莫小静，你没事儿吧？"经理也看出了她的疲态。

"没事儿，挺好的。"说着，她用手揉了揉眼睛，显然，她自己也知道眼睛肿了。

"你的眼睛肿了，没休息好吗？"经理继续问。

"没有没有，休息得很好。"

"嗯，那就好，最近咱们要新接一个项目，你们制作部是重要环节，所以一定要注意养精蓄锐，千万不能出什么差错！"经理有些担忧地说。

"当然，您放心，我没什么不妥。"莫小静赶紧回应经理。

例会结束后，郑佳来到莫小静的办公室，问："小静，你没事儿吧？怎么眼睛肿了呢？昨晚哭了？"

"没有，没有，好好的哭什么啊。我前几天就发现我眼睛有些肿了，然后我去医院检查了肾、心脏都没有问题，我想应该没什么事儿。"

"如果脏腑没有问题，我想你的眼睛浮肿应该是血液循环代谢能力差导致的。"郑佳又拿出了平时给人诊病的姿态。

"对了，我怎么忘了，你是咱们公司的小扁鹊！你快说说，我怎么解决这个眼睛肿的问题，简直太难看了，不仅难看，还会引起别人的误解。"莫小静说。

"这是一种亚健康，说它是病又不是病，说它不是病吧，又确实是一种不健康的反应，所以不能用药物治疗，必须要在日常中慢慢进行调理。"郑佳故作深奥地说。

"哎呀，行了，别跟我玩专业了，快说说怎么办吧！"

"哈哈，不逗你了，给你说说怎么调理。眼睛浮肿经常发生在习惯睡前大量喝水的人、经常久坐不动的人、平常饮食习惯口味重的人、经常熬夜的人，以及天生体质代谢差的人身上。不管你是刚才说的哪种人，都会导致血液循环系统效果变差，来不及将体内多余的废水排出去，水分滞留在微血管内，甚至回渗到皮肤中，就产生了膨胀浮肿现象。"郑佳为莫小静解释造成浮肿的原因。

"嗯，对，你说的这些问题我都存在。"

"你要保持乐观情绪，并进行适当的锻炼，如散步、慢跑、健身器械锻炼等；在饮食上要以低脂肪、低胆固醇，少糖、少盐为原则，选择食物上应该以含有丰富的蛋白质、维生素及无机盐为主，比如芹菜、萝卜、菠菜、西红柿、大豆、蘑菇、大蒜、水果以及豆制品等食物都可多吃一些。另外，一定要保证良好的睡眠，起居要有规律。"

"嗯，记住了，那我怎么能快速解决眼睛浮肿的症状？这样太影响美观了！"莫小静问。

"首先，你在睡前要认真清洁眼圈，清洁后可用有轻微紧肤性质的冷藏小黄瓜，切片敷在眼皮上休息10分钟，再用两个枕头采取高枕睡法就会自然消肿。用削成薄片或压成茸的生红薯敷眼15分钟，也是消肿的有效方法。对了，你睡前洗澡时不要用过热的水，因为水温过热刺激交感神经的活动更加激烈。此外，晚上8点以后，避免喝含咖啡因的刺激性饮料。你也可以用毛巾包住冷茶袋，敷在双眼上5分钟，因为茶中所含的单宁酸是一种很好的收敛剂，可有效消肿。但是，一定要记住，千万别将茶袋直接放在眼皮上，否则会将你的眼皮染成黄色，而且单宁酸会刺激眼睛，引起不适。"

"嗯，记住了，我今晚就开始行动！"莫小静做了一个明白的手势。

从那天开始，莫小静的眼睛果然越来越美了！

小菲的"假红眼病"

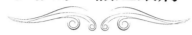

"听说人事部的小菲得了红眼病，咱们注意一下吧，别被传染了！"王旭跟大家说。

"红眼病？现在也不是红眼病多发期啊，怎么会得这个病？"杨磊发出了质疑。

"对了，杨磊，你不是中医药大学毕业的吗？虽然这么多年一直在做营销，但是学了那么多年的望、闻、问、切，应该不会这么快就忘了吧？你去给小菲看看，到底是不是红眼病，省得大家乱猜，如果真的是就让她回家休息几天，如果不是咱们也别老躲着，多不好啊！"王旭说得在理。

"嗯，行，我去看看。"杨磊边说边往人事部走去。

一进人事部的大门，杨磊就看到小菲戴着墨镜在工位上显得很焦虑。

"小菲，在屋子里还戴大墨镜啊？"杨磊说

"嗯，没办法，得了红眼病，我都不知道怎么弄的。"小菲无奈地说。

"把眼睛摘下来，我看看，也许不是红眼病呢！"杨磊说。

"啊？你懂医啊？"小菲问。

"准确地说我是学医的，中医药大学毕业。"杨磊故意搞怪似的整了整衣领。

"真的啊？那快给我看看吧！"说着，小菲把大墨镜摘了下去。

杨磊仔仔细细地看着小菲的眼睛，说："红眼病应该比你这个症状严重，你眼睛有什么不适吗？"

"没觉得有什么不适啊，不疼、不痒。"

"有没有发烫、烧灼、怕光、流泪、磨痛的感觉，就像进了沙子一样。还有，早晨起床时，你眼皮上有没有被分泌物黏住，不易睁开的感觉？"杨磊继续问。

"这些症状都没有。"小菲坚定地说。

"那你想想，最近其他地方有什么不妥吗？"杨磊继续问。

"倒也没什么，可能是最近工作有些忙，觉得每次加班后都头晕眼花的，而且还会头疼、耳鸣，最近还失眠，可能是睡得不好，所以上班的时候觉得乏力、注意力不集中。"小菲把自己的不适感都告诉了杨磊。

"结合你眼睛的红斑和刚才你说的这些症状看，我觉得应该是高血压的前兆，我建议你测测血压吧。"杨磊说。

"高血压？我才多大啊！还不到30岁，怎么会得高血压？"小菲有些惊讶。

"谁说高血压只有年龄大的人才能得？"杨磊说。

"好吧，晚上用我爸的血压仪量量血压。"

第二天，一上班小菲就跑到杨磊的办公室，"杨磊，你真是太神了！我昨晚回家测了血压，真的有点高。你快说说我该怎么办？"小菲着急地问。

"瞧！我说吧。"杨磊喝了口水继续说，"首先，你要减少脂肪的摄入量，要坚持低盐、高维生素的饮食习惯，每天的盐用量应逐渐减至6克以下，多吃一些绿豆芽、洋葱、苹果、芹菜等有降压作用的食物。晚餐要少吃，否则会导致胃肠功能负担加重、影响睡眠，不利于血压下降，晚餐宜吃易消化食物，应配些汤类或粥食。"

"嗯，除了吃，还有别的要注意的吗？"小菲问。

"当然有，睡前的娱乐活动要有节制，如下棋、打麻将、打扑克要限制时间，一般以1~2小时为宜，要控制输赢情绪，不可过于认真或激动，否则会导致血压升高。看电视也应控制好时间，不宜长时间坐在电视屏幕前，也不要看内容过于刺激的节目，否则会影响睡眠。另外，睡前要泡脚，然后按摩双足心，促进血液循环，有利于解除一天的疲乏。早上起床要缓慢，应先在床上仰卧，活动一下四肢和头颈部，伸一下懒腰，使肢体肌肉和血管平滑肌恢复适当张力，以适应起床时的体位变化，避免引起头晕，再慢慢坐起，稍微活动几下上肢，再下床活动，这样血压不会有太大波动。"杨磊说得很认真。

"还有吗？比如运动什么的。"小菲问。

"哦，你一说倒提醒我了，正确的步行能控制血压，可按每分钟70~90步开始，每小时步行3~4千米的速度，持续10分钟。还有，平时不忙的时候，随时进行自我按摩，按揉风池、太阳及耳穴，抹额及掐内关、神门、合谷、足三里，可助降压和消除症状。"

"嗯，全都记住了，现在我就回到工位上去按摩！"说

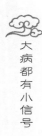

完，小菲就开开心心地走了。几天后，大家发现，小菲眼睛上的红斑没有了，整个人也活力四射！

"眨巴眼"让我看出他有病

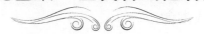

其实，"望诊"不只在古时候受到推崇，现代人的健康也离不开"望诊"的保驾护航。曾经，我就碰到一个跑了好多医院都找不到自己得了什么病的患者，走投无路的情况下找到了我，我从他的一个小动作、一些小细节看出了他的病原，最后通过及时治疗，这名患者找回了自己的健康。

一天，一名男性患者垂头丧气地推开了我的办公室门。通过病历本，我了解到这名男性32岁，名叫张扬，他对我说他总是面部抽搐，经常受到周围同事朋友的嘲笑。他去了很多医院，也吃了不少治疗"神经""肌肉"的药，但是抽搐依然没有任何改善，反而好像越来越严重了。

在与张扬交谈的过程中，我仔细地观察着他的一举一动，注视着他的细微异常。我观察到，张扬看上去很年轻，似乎比他的实际年纪还要年轻几岁。他的脸上几乎没有皱纹，只有左脸颊上有一些细小的皱纹，就在这块有皱纹的地方，一块肌肉在非常频繁地向上抽搐，看上去更像是在眨眼睛，看样子这一小块的皱纹是由于抽动造成的。

跟我聊了一会儿后，张扬的话多了起来，抽搐、眨眼的动作也频繁了，我注意到他还时不时地挠左边的耳朵。于是，我问他："张扬，你为什么老是在挠左边的耳朵？"张扬边抽搐边说："耳朵有点痒。""那么，你感受一下，耳朵痒痒和面部抽搐是不是同时出现的？"张扬听了我的话，突然有些恍然大悟似的睁大眼睛，仔细地感觉着，过了一会儿，他像是发现了一个惊天秘密一样，大声地对我说："是啊！医生，您这样说我还真的回忆起来，好像每次我眨眼睛、抽搐都会伴随着耳朵痒。"我继续问："你有没有过耳鸣的现象？"张扬想了想，坚决地回答："有。"

从中医学的角度考虑，耳与肾是相关联的，所以我认为张扬的一系列小动作都是因为肾虚，而且肾虚的程度已经开始影响到健康了。于是，我给他开了一些治疗肾虚的药，他半信半疑地拿着药回家了。药吃完了回来复诊的时候，我发现他的面部抽搐已经无影无踪了。

孙杰变成了"熊猫眼"

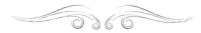

中午吃完饭，刚进办公室的门就看见孙杰在座位上仰面"躺"着，走近一看原来她在"闭目养神"。

"干吗呢？不怕被领导看见啊？"我有点惊讶地问她。

"头晕乎乎的，领导不在赶紧休息休息。"孙杰一边说一边起身坐好。

"你打了眼影吗？"我问。

"没有啊，你知道我从来不化妆啊！"孙杰无精打采地回答。

"那你的眼圈怎么这么黑啊？"我问。

"是吗？很明显吗？"孙杰一边说一边拿出小镜子照着。

"你自己看看就知道了，灰暗灰暗的！"

"真的！怎么这么黑？我的睡眠挺充足的啊！"孙杰紧张地盯着镜子里的自己。

就在我们讨论孙杰的"熊猫眼"时，宋姐进来了，看见孙杰拿着小镜子照个没完没了，就问："干吗呢？没发现你这么臭美啊！哈哈……"

"什么臭美啊，都这样了，哪儿还有美啊！"孙杰嘟着嘴说。

"怎么了？"宋姐问。

"对啊，孙杰，快让宋姐看看，她曾经学过中医啊！"我突然想起来。

"是啊！宋姐，快给我看看吧！瞧瞧我怎么变成熊猫眼了？"孙杰郁闷地说。

宋姐扳着孙杰的下巴仔细地端详着，问："最近休息得怎么样？加班了？"

"睡得挺好，没加班，也没熬夜。"孙杰回答。

宋姐自言自语似的，说："那是哪儿出问题了？"就在这时孙杰用手揉了揉鼻子，狠狠地打了两个喷嚏，宋姐把孙杰的这个举动看得清清楚楚，问："怎么？感冒了？"

"没有，偶尔就会打喷嚏，一开始我也以为是感冒，但是后来吃了好几天的感冒药一点作用都没有，而且我也没有变声，嗓子也不痛，除了鼻子有些痒，有点儿鼻涕，没有其他的反应。"

"是不是有点头晕、头痛？"宋姐问。

"是，刚才我还躺在椅子上休息了一下呢，就是觉得头有些痛。"孙杰问。

"知道吗？眼圈的颜色是可以反映你哪里出了问题，你没有劳累，睡眠质量良好，没有情志抑郁，说明你这灰暗的眼圈可能是肝功能失调、月经不调、带下等疾病，鼻炎、脾胃不和或者肾虚。"宋姐发现孙杰的表情越来越凝重，赶紧说，"别怕，刚才你突然打喷嚏，又有流鼻涕、头痛头晕的症状，说明你的黑眼圈应该是鼻炎中的变应性鼻炎引起的。"

"变应性鼻炎？我说我的鼻子怎么有的时候不通气，又不是感冒。"孙杰如释重负地把小镜子合上了，继续问，"那变应性鼻炎和黑眼圈怎么会联系上啊？"

"当然有联系，准确地说是打喷嚏与灰暗眼圈有关系，当你不断打喷嚏时，眼睛下方静脉窦附近的血流就会增加，从而引起眼圈皮下组织血管充盈，导致眼圈淤血，滞留下黯黑的阴影。"

"宋姐，你懂得太多了！我太佩服你了！那有什么好的解决办法吗？这样又难看又难受。"孙杰委屈地说。

"我建议你去医院开点治疗变应性鼻炎的药，另外，在生活细节上也要注意：第一，在花粉或者灰尘较多的季节，关上房间的窗户。第二，要把变应原移走，包括宠物、烟、花草、家具。第三，使用有空气清洁过滤功能的空调，以去除花粉。第四，使用温度调节器来减少室内的湿度，最好使空气湿度降到50%以下。第五，你的卧室要使用无致敏作用的床单及被褥，比如密闭良好的床垫及枕头，柔韧性较好的床单和枕巾等，还要记住每周要用热水清洗床单枕巾；并注意不要在户外晒被褥和床单，因为真菌和花粉可以粘到被子上。第六，要注意鼻腔清洁，经常清洗鼻腔，当然还要保持室内清洁无尘。"宋姐说得头头是道。

"有没有什么中医的缓解方法？比如说按摩之类的，这样，我随时都能做。"孙杰问。

"当然有，用手指在鼻部两侧自上而下反复揉捏鼻部5分钟，然后轻轻点按迎香和上迎香各1分钟。"宋姐一边说一边给孙杰比划迎香穴和上迎香穴的位置。

从那天开始，只要一闲下来，孙杰就会照着宋姐给的方法按揉鼻翼两侧，据她说，她还买了治疗变应性鼻炎的药，现在鼻子不难受了，不打喷嚏了，黑眼圈也无影无踪了！

瞧赵静那"青蓝色"的眼圈

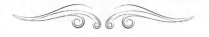

每年圣诞节，我们公司都会组织全体员工搞一次年会，年会上很热闹，大家都盛装出席，就像是化装舞会，还会有各式各样的小节目。说起表演节目，赵静是最在行的。她是公司的"艺术家"，每次年会只要她一出场，光是妆容就能让人眼前一亮！今年的圣诞节马上就要到了，赵静要给大家表演的是自创的舞蹈《蓝色妖姬》，据说她要把自己的眼睛、眉毛和嘴唇化成蓝色的，大家都在期待！

就在大家对她的舞蹈充满幻想的时候，赵静的情绪显得有些低落。一天下班，大家和赵静一起结伴出门，聊起了她的《蓝色妖姬》，聊着聊着王玉突然说："哎呀！赵静啊，你的眼圈怎么青蓝青蓝的？难道你现在就开始变身'蓝色妖姬'了？那是不是圣诞节的时候就不用化妆了？"

"你看出来了？我以为是我自己神经过敏了呢，看样子我真的'病了'！"赵静有些不安地说。"喂！安安！"赵静叫住了前面的新同事安安，问道，"安安，听说你爸妈都是中医专家，你应该也懂点吧？"

"你是要问你的彩色眼圈吗？"安安说。

"你怎么知道？"

"这么明显，我要是再看不出来就是眼神儿有问题了！"

"你说是怎么回事啊？"赵静焦急地问道。

"如果我没猜错的话，你总觉得冷，尤其是冬天，脚总是凉的吧？"安安问。

"是啊！你怎么知道！从眼睛看到脚上去了？"赵静觉得很神奇。

"当然了，人体本来就是一个整体，脏腑、器官都是有联系的。"

"那你快说说，我这是怎么回事？为什么眼圈是青蓝色的？"赵静有些迫不及待了。

"你血液循环太差了，血液不通就无法为眼周肌肤提供充足的营养，自然就会出现青蓝色的现象。"安安见赵静一脸迷茫，就继续解释说，"血液循环较差的人，皮肤颜色本身就是青色，你不觉得你自己脸色总是有些青白吗？就是缺少血色。而眼睛周围分布着密集的微血管，就更容易形成青蓝色的眼圈。通常情况下，青蓝色在眼角和下眼圈处比较明显。你照照镜子就会发现我说得没错。"安安有些得意地眨眨眼。

"那你说说，我应该怎么改善一下？这样真的影响美观。"赵静问道。

"好办，你要注意，少吃或者不吃冰冻的冷饮、冰品，以免加重身体受寒，造成血液循环更加不畅。"安安停顿了片刻，继续说，"你可以多喝热饮、多吃温性的蔬菜、多泡热水浴，以避免身体受寒，解决血液循环问题。当然，也可以用一些具有促进血液循环效果的眼霜，或对相关穴位进行按摩，以改善血液循环，一并解决青蓝色眼圈问题。"安安想了想，说，"哦，对了，你还要保持心情愉快，这样可以让副交感神经处于兴奋状态，血管扩张，皮肤血流量增加，使眼周的肌肤代谢旺盛。"

"你说的温性蔬菜是什么意思？那都是什么？"赵静做足了刨根问底的准备。经过安安的一番讲解，赵静终于弄明白了。

"天哪！你真是神医啊！以后你就是我的御医了哈！"赵静的情绪彻底好了。

"那你得给我工资啊！哈哈……"安安的玩笑引得大家都开怀大笑。不过，赵静还是很认真地按照安安说的建议保养身体和眼睛，果然效果很明显，她的"青蓝色"眼圈不见了，身体也更健康了。从那开始，大家有什么不舒服或头痛脑热的都去找安安，她说得基本上都八九不离十。

佳佳的黄眼圈让她看上去很没精神

佳佳是我们公司的小商务，她人很随和，长得也漂亮，在她身上很好地诠释了"江南佳丽"这四个字。但是唯有一点，让她的美变得有些瑕疵——她的黄眼圈。大家私下聊起她的时候，都会发出感慨："唉！这么好看的一个姑娘，就毁在她的黄眼圈上了！"

大家都以为她天生如此，没办法改变了，就连佳佳自己也这样认为。直到有一天，我们公司来了一个"神人"，大家才知道，佳佳"有救了"！

"这是我们公司的新同事，叫李思邈，是我们聘请的健康专家，以后休息时间大家要跟着他一起练气功，这样有利于大家缓解紧张的情绪，能强健体魄。"主任给我们介绍说。

主任的话音刚落，李思邈就冲着佳佳说："想治你的黄眼圈吗？"

大家被李思邈的话惊着了，把目光投向了他和佳佳。佳佳已经被他突兀的言语噎得说不出话了，只是怔怔地看着他。李思邈倒是很轻松地笑了笑说："哈哈哈，大家不要见外，我只是想向你们证明，我是可以信赖的。"

大家听了他的解释轻松了很多，气氛顿时活跃了，佳佳问他："你说你能改善我的黄眼圈？"

"当然了！要不我根据黄眼圈的提示说说，你听听我说的对不对？"

"好，你说。"

"这样，为了我说得准确无误，让我给你号号脉好吗？"李思邈要求道。

佳佳看看周围的同事，有些疑惑地把手递给了李思邈，片刻之后，李思邈收回号脉的手，一副胸有成竹的样子说："脉缓软无力。你饭量不大，食欲不是很旺盛，你瘦得没有力度，也就是说你总会感到肢体倦怠，有的时候不太爱说话，说点隐私，你长期腹泻，偶尔还会觉得有些恶心。"

佳佳这个时候眼睛已经瞪得很大了，惊讶地问："你怎么知道的？全中！"经佳佳这么一说，大家都对眼前的这位健康专家刮目相看，可以说有些钦佩。

"你这是典型的'脾气虚'。"李思邈看了看佳佳，继续说，"如果把你的脾搞定，你的眼圈就不会黄了。"

"那怎么搞定？你快说说！"佳佳问。

"要改善脾虚，可吃一些具有补脾益气的食品，如粳米、籼米、薏苡仁、熟藕、栗子、山药、扁豆、豇豆、牛肉、鸡肉、兔肉、牛肚、猪肚、鳜鱼、葡萄、大枣、胡萝卜、马铃薯、香菇等。同时，要忌食味厚滋腻，容易阻碍脾气运化功能的食品，如鸭肉、猪肉、甲鱼肉、牡蛎肉、牛奶、芝麻等；还有利气消积，容易耗伤脾气的食品也不能吃，如荞麦、山楂、萝卜、胡荽；性寒凉，易损伤脾气的食品也不能吃，如苦瓜、黄瓜、冬瓜、茄子、空心菜、芹菜。"李思邈的样子非常专业。

"既然是健康专家,能不能给几个可操作性强的食谱啊?又好吃又有效的那种。"旁边的同事有些刁难地说。

"当然可以,记住了啊!我只说一遍。第一个是粳米粥:粳米50克,葡萄干10克,用适量清水先煮粳米至九成熟,加入葡萄干,共同炖煮至稀烂。第二个是香菇牛肉汤:香菇10克泡好,瘦牛肉30克先用粉面裹好,汤沸后入香菇,再拨进牛肉片,同时点入适量味精、盐、香油,煮沸后就可以了。记住了吗?"李思邈说得很快,故意让大家跟在他的屁股后面继续追问。

事后,佳佳按照李思邈给的食谱调养身体,慢慢地,我们发现她的黄眼圈越来越浅了,最后彻底消失了。

后来,我们了解到,李思邈生在中医世家,他的名字是他爷爷取的,为的就是希望他能像孙思邈一样精通医术,治病救人。

Part ④

耳朵就是"风向标"，
预报健康几级风

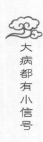

整天掏耳朵的新邻居

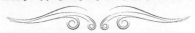

　　我家隔壁搬来了新邻居，是一家三口，年轻的爸爸妈妈带着一个活泼可爱的5岁小男孩儿。他们夫妇人都很随和，我们见过几面，他们都主动和我打招呼，有的时候夫妻俩看见我一个人拿着水果、蔬菜很沉，还热情地帮我拎上楼。但是，我基本上都婉言谢绝了，不是因为我不好相处，也不是因为东西很轻，而是因为男主人总是在掏耳朵，好像他的耳屎天天都快速增多一样。

　　我一直很想知道他为什么一直有这个举动，正好当大夫的舅舅今天来我们家吃饭，我和舅舅从菜市场回来时刚好碰到邻居家男主人。在交谈中，舅舅发现了他掏耳朵的动作，便从专业的角度问他："你的耳朵不舒服吗？"

　　"是啊，耳屎总是很多，好像怎么都掏不完。"邻居一边说一边懊恼地掏着耳朵。

　　"能让我近距离看看吗？我是大夫，说不定我能看出是怎么回事。"舅舅说。

　　"怎么？耳屎多也是病吗？"邻居有些不解地问。

　　"当然了，正常的耳屎能避免我们的耳朵被水、真菌和多种细菌侵袭，还能拦住灰尘和污物，甚至能挡住误闯耳朵里的蚂蚁或其他小昆虫。但是，如果耳屎过多，就会堵塞外耳道而影响听力，还可能会引起疼痛等不适反应。"舅舅说得很专业。

"是吗？那您快给我看看吧，说不定真的有问题。"

舅舅看了看，问邻居："你最近有没有损伤耳朵的举动？比如，用力挖耳朵，或者游泳的时候耳朵进水了。"

经舅舅一提醒，邻居恍然大悟地说："哎呀！是啊！我半个月前去游泳，然后水进耳朵里了，好几天才好，这期间我因为难受就时不时地用掏耳勺挖耳朵，之后好像耳屎就越来越多了。"

"嗯，你有没有觉得耳朵偶尔会痛，或者一直有点儿痛，张嘴咀嚼的时候这种疼痛感会加重？"舅舅问道。

邻居回答道："是的，确实有这种情况，但是我一直认为我是上火了，前一阵子搬家折腾得够戗。"

"那不是上火了，跟你搬家也没有关系，而是耳朵受伤了。准确地说，你的外耳道出现了炎症，也就是外耳炎。外耳炎是一种耳道皮肤受到感染的疾病，可造成耳部软组织增厚及耳道狭窄，导致耳屎被卡在耳道内，无法自然排出，以致越积越多。"舅舅解释得很清楚。

"哦！是这样啊！那我该怎么办？"

"我建议你去医院就诊，仔细地看看，开一些内服或者外敷的药物，这样比较稳妥。"

"好的，谢谢您！那平时我需要注意什么吗？"邻居还是有些担心。

"首先，你要戒除这种经常挖耳朵的不良习惯，因为频繁地挖耳朵不但会损伤皮肤引起感染，还会由于经常刺激皮肤导致生长'外耳道乳头状瘤'，使耳道经常出血，甚至影响听力。其次，最近一定要防止污水进入耳朵，在洗头之前必须用特制的橡皮塞或干净的棉球堵塞外耳道。最后，最近必须禁止游泳。"

"好的，我记住了，明天我就去医院！"邻居坚定地说。后来，这个新邻居真的没有再不停地掏耳朵了！

关小姐耳郭上的"小白点"

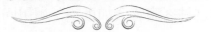

关小姐是我大学时的同学，之所以叫她关小姐，是因为她实在是太柔弱了，整天一副林黛玉的样子，饭量极小，动不动就胃疼、肚子疼，看上去很单薄，同学们都说她是典型的"骨感美"。

一天中午，大家围在一起吃饭，关小姐才吃了一半就把筷子放下了，捂着胃说："不吃了，胃难受。"

"啊？胃又难受啊？你去医院看看吧，怎么老难受啊？"我问。

"不用看，没事儿，一会儿肯定就没事儿了，总这样，我已经久病成医了。"关小姐懒散地说。

"我觉得，还是去医务室看看吧，找咱们学校最牛的那个校医给瞧瞧，他不是诊病挺准的吗？"旁边的牛牛说。

我接着劝关小姐："对，咱们去看看吧，小病也不能马虎，要是成了大病就不好了！"在大家七嘴八舌地劝说下，关小姐终于同意去学校医务室找那个"神人校医"去瞧瞧。

来到医务室，正好那个校医当班，他见我们进来就问："谁不舒服？"

关小姐说："我，胃不舒服。"

"怎么不舒服？痛？吐？还是怎么样？"校医一边问一边打量关小姐。

关小姐回答说："胃总是不舒服，尤其是吃完饭感觉会明显一些，但是过一会儿就好了，有的时候还会觉得胃酸。"

校医走到关小姐身旁，对着她的耳朵仔细地看着。大家都觉得很奇怪，牛牛比较直接，她问："您干吗呢？她胃痛，您看耳朵是什么意思？"

校医没理她，还是仔细地看了看，然后问关小姐："你通常疼痛的部位是不是心窝正中或偏左的位置？"

"嗯，是的。"

"有的时候是不是有点儿像是饥饿的感觉一样？还会有胃部灼烧的感觉？如果我没猜错的话，你应该还有过恶心、呕吐、上腹胀满的感觉吧？"校医继续问，"你餐后的胃部疼痛感应该是在餐后半小时内出现，持续1～2小时就会逐渐消失，再次进餐后疼痛会重复出现，对不对？"

"太对了，您说的这些症状我都有！"关小姐有些找到"组织"的感觉，"您是怎么知道的？"

"因为，你的耳朵上有个小白点，就是这个小白点暴露了你的疾病。"校医指着关小姐的耳朵说。

"啊？耳朵？小白点？什么意思啊？"牛牛在一旁着急地问。

校医看了看牛牛，笑着解释："耳朵的异常可以反映身体的健康状况，在耳轮脚消失处，也就是耳甲4区有一个反射区是胃区，这个地方能反映出你的胃是否出了问题，现在你的胃区长了白点，就可能是胃溃疡或者十二指肠溃疡，结合刚才我问你的那些症状，我可以断定你得了胃溃疡。"

"哦！原来是这样啊！那我需要注意些什么吗？"关小姐有些忧郁了。

校医安慰她说："没事儿，我给你开点药，但是平时你要注意，应保持乐观的心态，养成良好的生活习惯，合理饮食。"

关小姐继续问："能说得具体点吗？"

校医回答说："第一，你要注意休息，避免过度焦虑和劳累。第二，如果你吸烟饮酒，就必须戒掉，饮食要有规律，不宜过量。第三，要避免食用刺激性食物，如咖啡、浓茶、辣椒等。第四，少吃过甜及过酸的食物及水果，如巧克力、冰激淋、苹果及橘子。第五，要少吃容易引起易胀气的食物，如淀粉含量较高的红薯、藕、土豆等。"

"哦，明白了！我记住了！"关小姐不停地点头。

从那天开始，关小姐更"挑食了"，不过前些日子同学聚会看到她，发现她圆润了不少，聚会整整持续一天，她一直都没说过胃痛，看样子，校医的话是对的。

小凡的耳朵怎么"肿了"

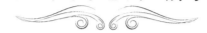

　　小凡是出版社的文字编辑，每天都跟电脑和文字打交道。她并没有觉得自己哪儿不舒服，但是一个来拜访的客户发现了她的"异常"。

　　那天来拜访的客户是我们一套儿童插画书的合作者，他姓赵，负责这本书的全部文字，我们负责按照他提供的文字画插画，小凡就是这个项目的负责人。所以，在探讨画风与表现手法的时候她必须在场。

　　赵先生在电脑上打开文字稿，让小凡看看，然后说说对图有什么想法。就在小凡仔仔细细、认认真真琢磨画图方案的时候，赵先生突然说："小凡，我能近距离看看你的耳朵吗？"

　　"耳朵？为什么？"小凡下意识地后退了一小步。

　　赵先生赶紧解释："哈哈哈，别怕，绝不是恶意，只是我似乎从你的耳朵上发现了一些疾病信号。"

　　小凡放松了警惕，说："疾病信号？我耳朵有毛病吗？"

　　"不是你的耳朵有毛病，是从你的耳朵，我发现了其他身体部位的异常。"

　　"什么？从耳朵看出其他身体部位的异常？"

　　"当然了，我母亲是中医专家，我从小受她的影响也懂得一些中医学理论。人体是一个统一的整体，当身体某个地方出现病变的时候，都有可能在其他特定的部位显示出变化。现在，我就从你的耳朵上发现了你其他地方有病。"

"啊？什么病？"

"不着急，我先确认几个问题，你颈肩部有没有酸痛感？"

"嗯，有的时候会有。"

"会不会有时候感觉上肢无力，手指发麻，或者有时候颈肩的疼痛会放射至头枕部？"

小凡想了想说："嗯，您说的这些症状，我确实都出现过。"

"那就是了，你现在有颈椎病。"赵先生说。

"颈椎病？那和耳朵有什么关系？"

"耳朵上有很多穴位和反射区，这些反射区能够反映出脏腑、器官的疾病信号，比如说，如果你的胃有病，那么耳朵上的胃区就会出现异常，你现在颈椎有问题，那么耳郭的形态就会发生异常。"

"您是说，现在我的耳郭出现了异常反应？"

"是，你的耳郭出现了条索状的隆起，这就说明你的颈椎或者腰椎出了问题，根据你的工作性质，我认为颈椎异常的可能性比较大，所以刚才我问了你一些颈椎病的关键症状，显然，你的回答告诉我，你确实是颈椎不好。"赵先生解释得很详细。

"哦！原来是这样啊！您说，我的工作性质？那么到底什么样的人容易得颈椎病？"

"长时间保持头颈部处于单一姿势位置的上班族，比如说你这种一直坐在办公室对着电脑的人；长期采取不良姿势的人，比如躺着看电视、看书，睡高枕头，坐着睡觉的人。这些人比较容易得颈椎病。"

"是这样啊！那我要注意些什么呢？"

赵先生说："首先，要加强颈肩部肌肉的锻炼，在工作空闲时，做一些头部、上肢的前屈、后伸及旋转运动，有利于颈端脊柱的稳定性，增强颈肩顺应颈部突然变化的能力。其次，必须要纠正不良的姿势和习惯，尽量要保持脊柱的正直。另外，还要注意颈肩部的保暖，避免过度疲劳，劳动或走路的时候要避免挫伤，避免急刹车时头颈受伤，避免跌倒。"

"哦，明白了！以后一定要注意！"小凡一边说一边正了正身子，搬过椅子，摆了一个非常标准的坐姿，半开玩笑地说："好了，姿势对了，我们可以继续看文字想图了！"

接下来的日子里，小凡听取了赵先生的建议，格外的注意工作、生活中的颈肩部姿势，后来，小凡没有再觉得颈肩部酸痛感、上肢也变得有力了，手指发麻的症状也不见了。

年纪轻轻的她长了一对"老耳朵"

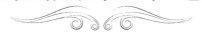

年老的人可能会有一对松弛、布满褶皱的耳朵，但是如果还很年轻，耳朵就出现皱纹、褶皱，那说明这个人的健康一定出现了问题。

一天，我闲来无事，去找在中医养生馆当顾问的大伯，我一直想跟大伯学中医，因为我觉得他特别神，只要看看就知道对方哪里出了什么问题，他说这就是"望诊"。那天，我在他的办公室见到一个长相清秀，但是有些偏胖的女人。她姓周，是个公务员。她是慕名而来，找大伯是因为她的"老耳朵"。

"我朋友说，只要哪儿觉得不舒服，让您一看就知道症结所在，所以我就来了。"

还没等这位周女士说完，大伯就说："你是想问问，为什么你的耳朵这么奇怪吧？"

周女士惊讶地说："您果然很神！我都没说呢，您就知道我是为耳朵而来！"

"不是我神，而是你耳垂上的褶皱太多了！"

"那我这到底是怎么回事啊？"周女士问大伯。

大伯没有马上回答她的问题，只是静静地、仔细地从上到下打量了她，然后说："你有没有过不明原因的耳鸣、眩晕等不适症状？"

"嗯，有，但是都不是特别常见，所以我也没当回事。"周女士回答说。

"我看你的肤色有些发紫，腹部脂肪堆积，再加上你耳朵的褶皱和耳鸣、眩晕的症状，你一定是有点动脉硬化。"

"什么？为什么？"

"你可别小看这小小的皱纹，单凭这一点，就有百分之七十的把握判断你可能有动脉硬化。你的耳垂之所以会出现褶皱，是因为动脉硬化时，体内血液循环受阻，耳朵同身体的其他组织一样，得到的血液减少，而耳垂又是心脏在耳朵上的对应点，对这种缺血现象反应比较灵敏，就会出现褶皱、皱纹的现象。一般血液中胆固醇含量越高，耳垂上的斜线皱纹就越明显。"大伯仔仔细细地给周女士讲解。

"哦，原来是这样，那我应该怎么做才能改善呢？"

"首先，你要减少对脂肪的摄取，少吃煎炸食物及含高胆固醇食物，比如虾、肝、肾和其他内脏，蛋黄等。应该多吃荞麦、牛奶、黑木耳、黑芝麻、山楂、杏、杨梅等食物，这些食物可改善微循环，防治心脑血管疾病，防止脑出血。其次，我不知道你是否有吸烟的习惯，或者身边有没有吸烟的亲朋好友，如果有的话，以后一定要有意识地远离烟草，因为烟草毒害心血管内皮细胞，损害内皮系统功能。另外，你要坚持适量的体力活动，体力活动量应该根据你自身的身体情况而定，要循序渐进，不宜勉强做剧烈运动，每天最好坚持不少于30分钟的活动，可一次性完成或分3次进行，每次10分钟。还有，你应该学会释放压力或紧张情绪，因为慢性忧郁或持续的紧张，可刺激交感神经兴奋，以致心搏加快、血管收缩、血压上升，血流减少，会加重动脉硬化。"

周女士认真地牢记着大伯的建议，我在旁边对大伯佩服得五体投地。听说周女士后来按照大伯说的方法调整了饮食和生活习惯，果然收到了很好的效果。这件事也更坚定了我要向大伯学习中医的想法！

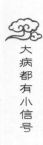

李健耳朵上的小"丘疹"

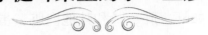

现在这个时代，男人打耳洞是很寻常的事情，但是我身边的同事有这样的举动，还是引起了公司内部不小的轰动。打耳洞的人叫李健，今年27岁，平时他就很有个性，经常穿着奇装异服就来上班了，还好我们公司对穿戴什么没有严格的规定，否则他应该早被开除了。

"哎，白衣天使，我买了一只男士耳钉，帮我戴上呗？"李健对可可说，他之所以叫可可"白衣天使"，是因为可可是我们公司的健康专家，平时没事儿的时候就会给人号号脉、望望诊，因为她每次都说得挺对，所以大家现在都这么叫她。

"你也太赶时髦了，不怕领导批评你啊？"可可一边说，一边接过李健手上的耳钉，正要往耳洞上戴的时候，可可突然停住了，提着李健的耳朵看了又看，嘴里还嘟囔着什么。

"干吗呢？怎么不戴了？难道你被我完美的耳朵给吸引住了？"

可可没理会李健，盯着他的耳朵说："瞧你这耳朵，你最近有点健康小状况啊！"

"什么？健康出了问题？哪儿啊？怎么回事？"李健紧张地问。

"把手给我！"可可命令道。

李健乖乖地把手递给了可可，可可做号脉状，片刻后，可可问李健："最近有没有间断性的腹部隐痛、腹胀、腹泻等症状？"

李健想了想说："有。"

"那么遇冷或者吃了油腻的食物或者劳累之后，这些症状是不是会明显一些？另外，有的时候会不会有腹部绞痛、恶心的感觉，排泻完之后就好多了？"

"嗯，有过。"

"伸舌头，我看看。"得到可可的命令，李健乖乖地伸出舌头。可可看了看说："你有脾胃虚弱型的慢性肠炎。"

"嗯？"李健一脸困惑。

可可指着他的耳朵，解释说："你的耳朵告诉我的。耳朵上有很多反射区，在你的耳轮脚及部分耳轮与AB线之间的前1/3处，也就是大肠区部位长了点状的白色丘疹，而且边缘颜色较暗，看上去有点像脂溢性脱屑，这就说明你的大肠出了问题，刚才我又看了你的舌苔，号了脉，显示你舌淡苔白，脉细弱，根据你的这些症状，这就说明你是脾胃虚弱型的慢性肠炎。"

"啊？是吗？你要是不说，我一点都没当回事儿，因为我也没有特别的不舒服。"

"你现在知道了就要注意了，否则时间长了症状会加重的，到时候就不好治了。"可可非常严肃地告诫李健。

"那应该怎么注意？怎么改善？"

"首先，就是饮食上必须注意，尽量进食比较柔软、容易消化、富有营养和足够热量的食物。其次，应该少食多餐，尽可能地补充多种维生素。最好不要吃生、冷、油腻及多纤维素的食物，如韭菜、芹菜、竹笋等。在饮食中应该适当增加瘦肉、鱼、蛋、菌类等，只要不过多，不太油腻，增加荤食时慢慢增加。还有，一定要注意食品卫生，避免肠道感染诱发或加重症状。再次，就是一定要忌烟酒、辛辣食品、牛奶和乳制品。还有要注意劳逸结合，不能太劳累。要注意衣着的冷暖相适，并且适当进行体育锻炼以增强体质。"可可说了很多。

李健仔细地听，不时还会点头回应。这个时候，不知不觉周围已经有好几个同事旁听了，给李健说完之后，大家都围着可可让她给自己也诊断一下，看看自己的耳朵是不是也反映了什么。

李健从那天开始，按照可可说的去做，戒了烟酒，饮食上也非常注意，更懂得让自己不要太累，也开始锻炼了。一阵子之后，他的不适症状都没有了，身体也健壮了不少。

"耳朵"救了靳莉的"肝"

靳莉和刘文是我最好的朋友，她们一个学服装设计，一个学中医，虽然我们三个的专业都相差十万八千里，但是感情却非常好。我和刘文每次逛街买衣服都会拽着靳莉，我和靳莉要是有什么不舒服的就会第一时间找刘文。

这天，我们仨相约到靳莉家去看她的新设计。刚进屋，就看到靳莉穿着自己裁的一件衣服冲我们俩搔首弄姿。

"这就是你的新设计？"刘文先开口了。

"对啊！怎么样？个性吧？"

"还行吧，你要是这样穿出去，我绝对不跟你走在一起，太扎眼了！"我说。

"谁说的，多好看啊！下午咱们就出去逛街，我就穿这个，不过我要配一个漂亮的发型，这就得你们俩帮忙了，我自己完成不了！"靳莉撒娇地说。

我和刘文架不住她的软磨硬泡，就答应给她当临时美发师。她要我们俩给她梳两个"麦穗辫"，然后在后面盘起来，戴一朵大花。我们俩就一左一右地给她开始编辫子。编着编着，刘文突然叫了起来："哎呀！不会吧！"

"怎么了？你看到她头发里有虱子？"我坏笑地问。

"什么啊！亲爱的，我得仔细看看你的耳朵！"刘文有些紧张地对靳莉说。

"干吗？你真看到虱子了？不可能，我这么干净的人！"显然，靳莉也没觉得哪儿不对。

刘文盯着靳莉的耳朵看了半天，问她："我好像听你说过，你总觉得胃不舒服，偶尔还会有恶心想吐的感觉？对了，你还说过你有肚子胀的感觉，是吗？"

靳莉看着刘文一脸的严肃，有点紧张了："是啊，怎么了？你看出什么了？"

刘文说："我觉得咱们下午不要去逛街了，去逛逛医院吧，你应该去看看你的肝，如果我没看错的话，你有慢性肝炎，你之前说的胃不舒服都是慢性肝炎造成的，并不是真的胃有问题。"

靳莉吓得脸色煞白："你说的是不是真的啊！你可别吓唬我啊！"

"有拿这事儿开玩笑的吗？"刘文说。

我问："你怎么看出来的？她耳朵怎么了？"

刘文定了定神，解释说："中医学理论中，把耳朵比喻成缩小了的人体身形，认为人体各组织器官在耳郭上都会找出相应的穴位和反射区，当体内器官组织发生病变时，在耳郭相应穴位的皮肤就会产生一定的颜色变化。特别是在耳朵局部，不仅颜色淡白，而且还能见到点状或片状隆起的话，则有可能是该处所对应的脏腑患有慢性疾病。刚才，我看到莉莉耳朵上的耳甲艇后中部有白片状的隆起，这个位置是肝区，说明莉莉有可能患上了慢性肝炎、肝大。通过莉莉平时的表现和刚才的回答，我想应该是慢性肝炎。我觉得，咱们有必要去医院查一下。"

下午，我和刘文陪着靳莉到医院做检查，结果真的是慢性肝炎，还好现在是轻度的，没有什么大碍，医生给靳莉开了药并安排了相应的治疗。我们在回家的路上，靳莉对刘文说："文文，多亏你看出来我肝有病，要不我真的要等到症状明显，发展得比较严重的时候才会感觉到不对劲了！"

刘文说："客气什么啊！最主要的是你没事儿就好。我要嘱咐你几句，你可别嫌我烦！"

"怎么会呢！我谢你还来不及呢！你快说！"

"虽然慢性肝炎对饮食没有什么特殊的要求，但还是要注意营养均衡，多吃一些新鲜的蔬菜和水果，尽量少吃油炸食品，还要禁烟禁酒，保持正常体重，你就别老想着减肥了，健康重要！还有，就是要保证睡眠时间，注意劳逸结合，心情平和，记住了吗？"

"嗯，记住了！"靳莉难得这么正儿八经地回答问题，真是不容易啊！

Part 5

让鼻子感应一下，
健康离你有多远

小谢总是喜欢捂着鼻子

张霞的小丑红鼻头

这个男生怎么总是流鼻涕

快看，她鼻子出血了

"白鼻子"老周

他鼻梁上长了那么大一颗痘痘

怪鼻子老张

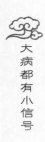

小谢总是喜欢捂着鼻子

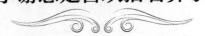

　　今天是我们家的家庭聚会日，全家人都会聚到外婆家，大家聊聊天，汇报一下最近的生活和心情。如果有心情不好的，大家会一起给予鼓励和支持，如果谁有开心的事情，大家就会一起分享，今天最大的亮点就是表妹带着自己的男朋友小谢来见家人了。

　　小谢，机械工程师，中等身材，长得也算是个小帅哥，可是怎么看都觉得没有精气神儿。他最大的特点就是总喜欢用手捂着鼻子或者搓擦鼻子。我们只是觉得这个人的小动作很奇怪，但是这个动作在当中医的舅舅眼里就是一种症状的体现了。

　　"小谢啊，你为什么总是捂着鼻子？难道你的鼻子很冷？"舅舅非常直接地问小谢。

　　小谢有些不好意思地回答："哦，真是不好意思，这是我的习惯性动作，因为我总觉得鼻子很凉，所以就喜欢捂着鼻子。"

　　舅舅说："小谢啊，你要注意了，我从你这个捂鼻子的动作发现了一些问题。"

　　小谢摸摸鼻子，有些不解地问："什么问题？"

舅舅回答道："不急，你先让我看看你的舌头。"

小谢伸出舌头让舅舅"望诊"。舅舅说："好了，我现在解释给你听，鼻子发凉说明气血没有充盈至面部，而且，我观察发现，你面色晦暗，口唇发暗，眼睛浑浊，眼中还有血丝，舌头上有淤点和淤斑，这都说明你是血淤体质。"舅舅喝了口水，继续说，"如果我没猜错的话，你应该会很容易健忘，还经常感到心烦易怒。"

小谢立马有了精神，凑到舅舅身边说："您说得都对，那我饭量也不比别的男性少，可还是一直胖不起来，是不是也是这个原因？"

舅舅解释说："嗯，是的。血淤体质的人形体偏瘦者居多。'淤血不去，新血不生'，微循环不畅通，就会直接影响到各个组织的营养，就算吃得不少，也到不了该去的地方，无法发挥营养的作用。而且由于下游不畅，时间久了也会影响到上游食欲的。"

小谢恍然大悟："哦！原来是这样啊！没想到，我的一个捂鼻子的动作能引出这么多学问！"

舅舅有些得意地说："当然了！这就是中医的魅力！"

"那我该怎么调理呢？"小谢问。

舅舅非常详细地说："首先，要从饮食上进行调理，多吃具有活血、散结、行气、疏肝解郁作用的食物，如黑豆、黄豆、香菇、茄子、油菜、羊血、芒果、番木瓜、海藻、萝卜、胡萝卜、金橘、橙、柚子、桃、李子、山楂、醋、玫瑰花、绿茶、红糖、黄酒、葡萄酒等。少吃油腻寒凉的食物，如油炸食品以及西瓜、苦瓜、冬瓜、香蕉、柿子、蟹等。"

"除了饮食，还有其他需要注意的吗？"小谢继续问。

舅舅说："当然有，你要多运动，只有这样心肺功能才能被唤起，才能有助于消散淤血。而且，精神养生对于血淤体质的调养尤其重要，你应该多和乐观开朗的人在一起参与团体活动，并且培养一些兴趣，让自己沉浸在一种爱好里。还有，就是要早睡早起，血淤体质主要是因为肝气不舒，子时之前睡觉才能保证肝血更新。"

小谢搞怪似地紧紧握住舅舅的手，说："恩人啊！救星啊！我一定按照你说的这些方法养生，下回见面时一定给你们一个崭新的小谢！"全家人哄堂大笑，气氛真的是其乐融融。

后来，听表妹说，小谢听了舅舅的建议，严格注意自己的饮食和生活习惯，现在脾气好多了，人也变得开朗活泼了，每天都容光焕发的，眼睛也清澈了！

张霞的小丑红鼻头

张霞和我是从小一起长大的好朋友，幼儿园、学前班、小学、初中、高中我们都在一起，后来我们考到了不同的大学才分开了，但是一直保持着联系。大学毕业后，我们不约而同地回到了家乡。这天，我们约了其他高中同学一起出来聚会。

秋天的风总是很大，而且气温也有些凉了，同学们并没有因此而爽约，都兴致勃勃地来参加同学会。大家见了面都无比高兴，围坐在一起聊着、闹着，这时突然有人说："张霞，你这红鼻头是怎么弄的？"

大家都不约而同地把目光落在了张霞的鼻子上："是啊，张霞，你的皮肤一直都很白，但是现在可是白里透红了！"

张霞有些难为情地说："是啊，我也不知道从什么时候开始，鼻子特别爱红。"

同学中有个学中医的，名叫贾刚，他凑到张霞跟前仔细地盯着她的鼻子看了看，说："你要是信得过我，我就给你看看。"贾刚一副洋洋得意的样子。

"当然，老同学我还能不信？再说，听说你是一直拿奖学金的学习标兵，肯定不会看走眼的！"张霞痛快地回答。

"你的鼻子没有痘痕，没有红肿，肯定不是酒糟鼻或者其他螨虫等情况。我从你这鼻子和面部肌肤情况来看，你的红鼻子应该是被外面的风吹的！"

"对，没错！风一吹，我的鼻子就会红。"张霞回答说。

贾刚又开始看张霞的脸，不紧不慢地说："再看看你的面部皮肤，有些干、眼周有小斑点，虽然你用粉底盖住了，但是我看得出面部有些地方有脱皮的现象，从你鼻子的表现和面部皮肤来看，你是敏感性肌肤。所以，鼻子一受外部的刺激就会通红。不仅是鼻子，外在的环境，比如紫外线、冷风、气候、空气、花粉、化妆品、香水、蚊虫叮咬及高蛋白食物都有可能导致你的皮肤无法调适，出现不舒服的感觉以及过敏现象。"

张霞惊讶地说："哎呀！贾刚你真是没白学啊！你说的这

些情况都存在！"

贾刚接着说："通过你的鼻子，我就可以看出你的肤质！"

张霞接着说："真是没想到，我的红鼻子还能让你看出我是过敏性肌肤。那我该怎么呵护它呢？"

贾刚慢条斯理地说："你应该常用冷水洗脸，这样可以增强皮肤的抵抗力。如果皮肤不适应，可先用20℃～30℃的温水，然后逐渐降低水温，并且要使用天然材料制成的洗面奶或刺激性小的香皂，最好使用防过敏洗面奶。平时用护肤品的时候，也应该选择天然植物制成的护肤品，比如用蔬菜水果制成的面膜，不应该使用含有药物或动物蛋白的营养护肤品及面膜，以免皮肤发生过敏。"

张霞突然惊呼："哎呀！我刚刚买了一套新的护肤品，是不是不能用了啊！"

贾刚说："也不一定，但是你要先在前臂内侧或耳后涂一些，观察48小时，如果局部出现红肿、水疱、发痒等，说明皮肤对该护肤品过敏，绝对不能使用。相反，如果局部无任何反应就可以使用，平时最好不要化妆或者轻易更换化妆品。"

"那我的鼻子老是红红的很难看，我该怎么办？"

"如果外面气温较低，风沙较大就应该戴上口罩，夏天外出应该撑伞或戴遮阳帽，包括鼻子在内的面部皮肤一定要涂防晒霜，防止日光暴晒。

"有没有什么办法让我的肤质不再敏感？"

"如果有条件的话，你在晚上应常用水果汁或蔬菜汁护肤。这样既能起到营养皮肤的作用又可以防止皮肤过敏。或者，你可以定期到美容院作皮肤护理，对改善皮肤的条件，增加皮肤的抗敏性有较好的作用。"

"哎呀！今天这个同学会我真的是来对了！要不，我还不知道我是过敏性肌肤呢，说不定要顶一辈子红鼻头出门了！"

张霞此言一出，大家都开怀大笑！

后来，我给张霞打电话问起了她的鼻子，她说她一直在用贾刚说的方法调理肌肤，现在鼻子已经不红了，皮肤也好了很多。

这个男生怎么总是流鼻涕

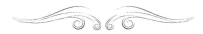

今天，公司来了一个新同事，名叫王宇，是做软件开发的，戴着一副高度近视镜，规规矩矩的偏分发型，穿着一件格子衬衫，搭配了一条有些旧了的牛仔裤，整个人看上去学生气十足，给人清爽、踏实的感觉。但是，一个现象让我们对他的好印象大打折扣，就是他在不停地流鼻涕。

"这么大的人了，怎么还流鼻涕啊？"

"我坐在他旁边总能听见他吸鼻涕的声音。"

"看着挺干净的小伙子，怎么这么邋遢！"……

午饭的时候大家纷纷议论着这个新来的"鼻涕虫"。

就在大家对这个新同事的整洁度有诸多质疑的时候，公司的老员工老孙替"鼻涕虫"打抱不平了："你们这样议论人可是不对啊，我觉得他也不想这样流鼻涕。"

"啊？老孙，你又要当老好人了？自己的鼻涕，难道不是自己说了算？"同事言辞犀利地问。

老孙解释说："凭我的经验来看，他应该是鼻子有异常，也就是鼻子生病了！"

"什么？鼻子生病了？真的假的？你又对他进行'望诊'了？"

"是啊，你说对了，我就是对他望诊了。一会儿，我要去找他谈谈，你们不妨也听听，这样你们就知道是错怪人家了！"老孙一本正经地说。

午饭后，大家都跟着老孙来到了技术部，大家假装是到这个办公室来休息，其实就是想看看老孙能怎样给这个"鼻涕虫"开脱。

"王宇，吃饭了吗？"老孙显然是在没话找话。

"哦，吃过了。"王宇客气地说。

"我看你好像一直都鼻子不太舒服，是吧？"老孙切入正题了。

"嗯，是，总是止不住流鼻涕，而且有时候还会鼻塞。"王宇有些不好意思地说。

老孙抬眼看了看周围的同事，继续问："你有没有感觉鼻子里像是有擤不出的鼻涕，一般为浆液性的，而且偶尔可能还会想打喷嚏？"

王宇放下鼠标，推了推眼镜，有些惊讶地问老孙："您怎么知道？我确实有这些感觉。"

这个时候，周围的同事也都围到了王宇和老孙周围，七嘴八舌地说："老孙，你还真看出来他鼻子有病啊！"

"小伙子，你不知道吧？老孙可是咱们公司的望诊专家，你有没有病，他一眼就看得出来！"

"是啊是啊，你就听老孙的准没错！"

王宇被大家的你一言我一语弄得有些不知所措，只是一会儿看看这个，一会儿看看那个。老孙替他解围地说："王宇，别紧张，大家都是关心你，他们都发现你好像鼻子不太舒服，让我给你看看。"老孙继续问，"我看你今天鼻子不通的时候，好像还在不停地抓捏头部，是不是头痛？"

王宇觉得老孙说得越来越准，瞪大眼睛说："您说得太对了，我有的时候会感觉头痛、头晕。"

老孙严肃地说："王宇，我建议你去医院看看，我认为你这是鼻息肉，应该早点手术。"

王宇有些紧张地说："啊？还得手术？"

"别怕，鼻息肉是小毛病，手术比阑尾炎手术还要简单，都不用开刀的！"老孙赶紧跟王宇解释道，"而且，如果你不及早手术的话，以后要是严重了可能还会引发其他并发症，息肉若阻塞后鼻孔，甚至突入鼻咽部，可引起听力下降，还可致鼻背增宽，形成'蛙鼻'。"

王宇微皱着眉头说："看样子，我真的要去医院检查一下了！"王宇想了想，接着问，"那我平时应该注意些什么呢？"

老孙说："你工作和生活的环境应保持空气新鲜。平时在鼻腔中要少用薄荷、冰片制剂。在饮食方面，应少吃油腻肥厚的东西，避免过食生冷、鱼虾等腥荤之物，戒除烟酒，忌食辛辣刺激性食物，应该多吃蔬菜、水果、动物肝脏等食物。还应该坚持锻炼身体，增强机体抗病力，预防伤风感冒，以免症状加重。"老孙想了想继续说，"如果你真的去手术的话，还要牢记复诊时间。在术后应食用一些高蛋白、高热量、富含维生素的流质、半流质，以增加自身的机体抵抗力，防止感染。另外，饮食上要避免过热、过硬的食物，以免损伤黏膜引起伤口出血。对了，还有就是术后要是口内有分泌物要轻轻吐出，不要用力咳，更不能咽下，以免引起胃部不适，导致恶心、呕吐等不良反应，还要按医嘱吃药。其他的更专业的医生会告诉你的。"

王宇感激地说："您说得已经很详细了！真的谢谢您这么真诚地给我讲这些，我明天就去医院看看，如果真的是鼻息肉，我一定听您的劝告去做手术！"

第二天，王宇真的没来上班，后来听老孙说，王宇给他打了电话，他去检查的结果真的是鼻息肉，也做了手术。王宇出院后回来上班，没有再不停地流鼻涕了，老孙的"医术"也彻底在公司传开了！

快看，她鼻子出血了

大学时光是美好的，尤其是和宿舍的姐妹们在一起的时候，大家有说有笑，总是那么开心畅快！说起这些漂亮可爱的舍友，有一个人让我记忆犹新，在她身上还发生了一个小

故事。

她叫苗苗，是个爱美的女孩，她的爱美体现在裙子上，就算是零下二三十摄氏度的严冬，她也会美美地穿着裙子去逛街，用她的话说就是"这么笔直、匀称的双腿，不露出来太可惜了！"但是，后来发生的一件事，让她再也不敢大冬天穿裙子了！

大二的冬天，苗苗穿着呢料的迷你裙，搭配一条并不厚实的打底裤去看一位歌星的演唱会，我们以为她会兴高采烈地回来，谁知回来后，苗苗就精神委靡地躺在被窝里不再起来，我们问她怎么了，她说："冷，浑身发冷，头疼、头晕、难受！"后来一量体温，39℃，显然她是感冒了。折腾了一周多，苗苗的感冒算是好了，但是有个奇怪的现象，就是苗苗开始莫名其妙地流鼻血。

一天早上，大家都睡眼惺忪地起来洗漱，就听见苗苗在洗手间大叫了一声，把我们都吓着了，跑过去一看，是她流鼻血了，大家都没觉得是什么大事儿，就安慰了她两句，帮她止了血，她也没过多地想什么。可是后来的两周内，她经常会没有征兆地流鼻血，这个症状让我们都有些不安。直到被校医看见，我们才知道为什么苗苗会流鼻血。

那天是流感期，校医按照惯例到每个宿舍走访，校医刚到我们宿舍，大家还没聊几句，苗苗的鼻子又出血了。校医给苗苗止血后，问道："经常流鼻血吗？"

"嗯，最近经常流鼻血。"苗苗说。

校医若有所思，又问："从什么时候开始的？"

苗苗回答："快两周了。"话音刚落，苗苗咳嗽了两声，吐了一口痰。

校医见状问她："之前感冒了吗？"

"是，前些日子我感冒了，还挺严重的。"

"哎呀，对呀！就从苗苗感冒好了之后，她就开始流鼻血了！"旁边的舍友恍然大悟地说。

苗苗看了看校医，委屈地说："感冒还能有流鼻血的后遗症吗？"

校医解释道："你不光是流鼻血，刚才你还咳嗽、吐黄痰，这都是感冒引起肺热的症状。"

"肺热？肺热和咳嗽有关系我能理解，但是和流鼻血有什么关系？"苗苗不解地问。

校医说："中医学认为鼻属于肺窍，而流鼻血正是因为'肺燥血热'引起了鼻腔的干燥，导致敏感而脆弱的鼻腔内毛细血管破裂、流血所致。不过你也不用紧张，因为大多数情况下这种症状只要自行处理，及时止血就可以了。在接下来的日子里，你要注意调养，别喝酒，少吃辛辣的东西，还有，尽量不要吃可能生热的食物，可以多吃一些如苦瓜、绿豆汤、西瓜等清热降火的食物。"

苗苗一边听一边准备仰面躺下，以达到止血的目的，校医见她这个举动立刻阻止并对她说："流鼻血的时候，千万不可头向后仰，鼻孔朝上，这并不是止血的好办法。你这样只会让鼻血继续向内流到咽喉部，而且咽喉部的血液会被吞咽入食管及胃肠，刺激胃肠黏膜，产生不适感或引起呕吐。如果出血量大的话，还可能造成吸入气管及肺内，堵住呼吸气流发生危险。"

"那正确的方法是什么？"苗苗问。

"正确的方法是，将头部保持正常直立或稍向前倾，让已流出的血液从鼻孔排出，以免留在鼻腔内干扰到呼吸的气流。同时你还可以用手指从鼻子外面压迫出血侧的鼻翼处，直接压迫5~10分钟。如果你这样压超过10分钟后血仍没有止住，则可能表示有其他问题存在，就需要送医院做进一步的检查了。"

苗苗长呼了一口气，说："嗯，明白了，这个大石头终于落地了！"大家看到苗苗少有的"老成"样子，都笑了出来。

"白鼻子"老周

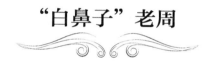

老周是我的大学辅导员，因为他为人随和，对学生很友善，所以同学们不仅不怕他，还很喜欢他，经常跟他聊天、开玩笑，调皮的同学还给他起了个外号，叫"白鼻子"老周。后来，这个外号传开了，大家就都这样叫他了。之所以会给他起这个外号，是因为他的鼻子很苍白，在脸上相当显眼。

后来，在一次郊游的时候，大家才知道，老周的白鼻子是因为健康出了问题。

大三的一个周末，风和日丽，万里无云，几个关系比较不错的同学一起约了老周去郊游，大家郊游的地点定在了八达岭长城，我们说好不坐缆车，爬上长城。我们爬一段歇一段，就在中间休息的时候，碰到了一位"神医"，这人大概60岁，他一直盯着老周看，我们都觉得这人的举动很蹊跷，就问："您看什么呢？他那么好看吗？"

"嗯，好看，否则我怎么能一眼就看出他有病呢？"神医说道。

老周立刻不淡定了，说："啊？我有病？我很健康啊！能吃能睡，挺好的。"

神医笑了笑，说："你真的不健康，看你的鼻子就知道了。"

老周摸了摸鼻子，有些迷茫地说："我的鼻子？难道它有些苍白，就说明它有病？"

"不是鼻子有病，我先问你几个问题。你是不是时常会感到乏力、易倦，有时还注意力不集中、烦躁、易怒，而且皮肤还比较干燥。"

老周想了想回答说："嗯！还真是说得很对。那你说说我有什么病？"

神医非常肯定地说："缺铁性贫血。"

"缺铁性贫血？这和鼻子有什么关系？"老周非常不解。

"贫血可引起全身循环血液中红细胞总量减少至正常值以下，导致皮肤和黏膜失去血色，变得苍白，而鼻子由于皮肤较薄、色素较少，受贫血的影响也较大，可呈现出明显的苍白颜色。"神医停顿了一下说，"综合你刚才给我的那几个答案，我判断你是缺铁性贫血。"

"哎呀！原来是这样，被这些'坏学生'叫白鼻子老周，搞了半天都是缺铁性贫血的缘故。那我应该怎么调理呢？"

神医很专业地说："好说，食补！"

"食补？"

"对，食补。多吃高蛋白食物，如动物肝脏、瘦肉类、蛋、奶及豆制品等优质蛋白质食物；还应多吃含铁丰富的食物，如鸭肫、乌贼、海蜇、虾米、蛋黄等动物性食品，以及芝麻、海带、黑木耳、紫菜、发菜、香菇、黄豆、黑豆、腐竹、红腐乳、芹菜、荠菜、大枣、葵花子、核桃仁等植物性食品，而且最好使用铁锅烹饪美食。"

老周问得很详细："哦，那既然有应该多吃的，是不是也有不应该多吃的啊？"

"当然！记住，要忌喝茶，尤其是浓茶，因为茶中的单宁酸会阻止铁的吸收。还要纠正不良的饮食习惯，比如偏食、素食主义等。还有，脂肪不能摄入太多，每天以50克左右最好，否则就会使消化吸收功能降低，还会抑制造血功能。"

"哦！我真的没想到，白鼻子还能有这么多讲究！现在遇到高人了，等我把铁补上，看哪个小鬼还敢叫我白鼻子老周！"老周故意凶巴巴地说。

大家哄堂大笑，原来老周知道大家给他取外号。不过，虽然现在老周的鼻子已经不白了，但是，大家还是叫他白鼻子老周！

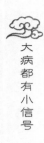

他鼻梁上长了那么大一颗痘痘

大兴安岭的初秋是凉爽而美丽的，郊外的空气让人有透彻心脾的感觉。每年这个时节，我们全家人都会选择一个好天气到郊外游玩。今年当然也不例外，和往常一样，舅舅找车和司机。

大家兴高采烈地选了这个周末进山，舅舅找的车很准时地到了我们家门口，大家拿着郊游用的帐篷、椅子、食物等上了车，向目的地出发。舅舅坐在副驾驶的位置上，和司机聊了起来。

"你是新来的司机？我以前没见过你。"舅舅说。

司机回答："是，我刚来没几天。"

"之前的老胡呢？"

"他不干了，去给一个老板当私人司机了。"

"你的车技也不错啊！"

"还行吧，也算是老司机了。"

"你有多大？"

"47岁了！"

"是吗？真看不出来，你看上去也就40岁左右！"

"哪有，您过奖了。"

就这样，舅舅和司机聊了一路，聊着聊着便很快到了我们的目的地，司机帮我们一起往下搬郊游用的东西，就在这时舅舅发现了问题。

"你鼻梁上这颗痘真大啊！"舅舅说。

司机不好意思地摸了摸鼻子说："是啊，好长时间了，一直也消不下去，也不知道是怎么回事。"

舅舅从上到下打量了他一下，问道："你是不是经常觉得腰背疼痛？"

"是啊，您怎么知道？"

"走路时间长了应该还会感觉屁股痛。"

"对对对，您说得没错。"

舅舅发现，司机不自觉地会拍打自己的大腿，就问："你是不是觉得大腿有时候麻酥酥的？还会有痛的感觉？"

司机瞪大眼睛，对舅舅佩服得五体投地："哎呀！您说得都对！都对啊！您怎么知道？"

舅舅笑了笑说："从你鼻梁上的痘看出来的！"

"哦？"司机不解。

"中医学讲究望诊，我就是通过望你的痘看出来的。"舅舅看司机一点也不明白，就继续解释说，"人体的各个器官、经脉、肢体构造组成了一个非常系统的整体，不是说头痛就一定是头有病，脚痛就一定是脚有病，你现在鼻梁上长了一颗大痘也不是说你的鼻子出了问题。"

"是不是上火？"司机问。

"不是所有长痘的症状都是上火引起的，从痘的部位、形态等可以看出你哪里出了问题。"

"那我现在是什么问题呢？"

"你的痘长在鼻梁上，而且又有腰背痛、下肢放射性疼痛的症状。你的职业又是司机，长期处于颠簸和振动状态，腰椎间盘承受的压力大且反复变化，所以，我断定你患了腰椎间盘突出。"舅舅说，"我建议你去医院看看。"

"腰椎间盘突出？真的啊！那我真的要去医院检查一下了！"司机显得很紧张。

"没事儿，别紧张，腰椎间盘突出不可怕，平时注意调养就行。"

"那该怎么调养呢？"

"首先说说食疗。对于腰椎间盘突出症而言，食疗是一种很不错的辅助治疗方法。日常在安排饮食的时候应该多吃一些高钙低脂精蛋白的食物，如鱼虾类、牛奶、海鲜、核桃仁，并多吃蔬菜、水果及豆类食品。"

"嗯，记住了，除了食疗呢？"司机继续问。

"适当运动。给你三个有效的运动方法，第一个是仰卧位双膝屈曲，以足和背部做支点，抬起骨盆，然后慢慢落下，反复20次。这个动作可以矫正下骨盆前倾，增加腰椎曲度。第二个动作是抱膝触胸仰卧位双膝屈曲，手抱膝让膝盖尽量靠近胸部，但注意不要将背部弓起离开床面。第三个动作是侧卧位抬腿，上侧腿伸直，下侧膝微屈，上侧腿侧抬起，然后慢慢放下，反复几十次。"司机跟着舅舅说的动作自己比划着，舅舅又想了想说，"还有，就是日常生活中要睡硬板床，因为睡硬板床可以减少椎间盘承受的压力。另外，千万别忘记自己的身体状况，不要做高强度的剧烈运动和过度运动，避免一时兴起而忘乎所以，平时也要注意别搬太重的东西，也不要猛地起身或弯腰。"

第二年，我们去郊游的时候还是这个司机，他的动作灵活多了，而且他说按照舅舅给的建议调整了饮食，每天坚持那三种运动，现在腰背、下肢疼痛的症状也基本消失了。

怪鼻子老张

老张是我们公司的打更大爷，今年59岁。他人很好，长得也很特别，因为他有一个红鼻子。我们平时跟他打招呼都叫他张大爷，但是有几个新入职的大学生在背地里给他起了外号，叫"怪鼻子老张"。老张来公司，也就不到半年的时间，之前没有人注意过他的鼻子，也不知道从哪天起，谁突然说起老张的鼻子，大家才注意到他的鼻子又红又肿。

"你们说，老张是不是酒渣鼻？"

"我看不像，酒渣鼻应该是油腻腻的吧？"

"难道是鼻炎？"

"那更不可能，鼻炎怎么会红肿成这样？"

"是不是先天的？"

……

大家对于老张的鼻子不停地议论着，但是解开"怪鼻子"谜底的还是我们的一个合作中医专家。

陈教授是我市非常有名的中医专家，他会定期到我们公司给大家做健康讲座，席间还会为大家解答一些身体症状上的疑虑，这也算是公司给员工的一种福利吧。

那天，陈教授准时来到公司，进大门的时候，张大爷跟他打招呼："陈教授，好像很长时间没见到您了！"

"嗯，是啊！我去国外讲学了。"突然，陈教授像是发现了什么似的，站定仔仔细细地盯着张大爷看。

"怎么了？我脸上有花吗？哈哈哈！"张大爷开玩笑地说。

但是，陈教授没有丝毫开玩笑的样子，认真地问："张大爷，您的鼻子怎么了？"

"鼻子？我也不知道，就是好像体积大了不少，还有点儿红。"

陈教授问："痛吗？"

"没有什么感觉啊。"

陈教授思量了片刻，问："最近有没有什么不适的症状？比如非常容易感到疲劳、心悸、头痛等。"

老张感觉到了陈教授的严肃，自己也紧张起来，想了想说："嗯，确实觉得乏力，也有头痛的感觉，心脏偶尔也会有点儿异常。对了，我最近血压一直比较高。"

陈教授像是恍然大悟地问："你有高血压？"

"是啊！我高血压很多年了！"老张说。

陈教授正了正眼镜说："我知道了，通过对你的观察和提问，我觉得你这是高血压心脏病。"

"心脏病？怎么会这样？您是怎么看出来的？"

"首先，我认为你心脏有问题是从你的鼻子形态开始的，如果现在是严冬，你的鼻子被冻得红肿，这属于正常现象。但现在是春天，你的鼻子出现红肿的现象就可能是心脏出了问题，我问了一些关于心脏病的症状，你都有，而且你说有高血压，那99%就是高血压心脏病了。"

"高血压心脏病？"老张有些惊慌失措了。

"没事儿！别怕，现在这种心脏病很多见，去医院检查一下，按照大夫的要求服药，然后日常生活中注意调养就没什么问题。"陈教授开解老张说。

"需要怎么调养呢？我生活中都有什么需要注意的呢？"老张忙问陈教授。

"饮食要控制盐量，要降低脂肪和胆固醇的摄入，此外还要保持低钠、高维生素、适量蛋白质和能量的饮食原则。对了，还要注意控制体重，防止或纠正肥胖。可以多吃一些苹果、西瓜、鲜梅、柠檬等有降压效果的食物。"

"哦！那起居方面有什么需要注意的？"老张继续问。

"当然有，要注意保暖忌受寒，否则会使交感神经兴奋性增高，血管收缩，血压升高。要穿着宽松的衣裤，穿戴太紧会影响体表的血液循环，使血压升高。要避免大便干燥，因为便秘者在排便时腹压增加，会导致血压骤然上升，严重时可诱发脑出血。还要注意，忌情绪波动，因为愤怒、痛苦、恐惧等，都可能会使血压升高。"最后，陈教授说，"为了保险起见，我建议你到医院去检查一下，还是要以医院的检查结果和医嘱为准。"

后来，老张听了陈教授的建议去医院检查，真的是高血压心脏病。

Part 6

重新认识嘴巴，它是健康"报警器"

"牙齿如白骨"的"晶晶"

"肥肥"美了，牙却裂了

"水不离口"的主编

毛毛怎么总是捂着嘴巴

哎哟！你看马姐怎么长胡子了

一直揪咽喉部的推销员

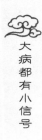

"牙齿如白骨"的"晶晶"

静静是个看上去很纤弱的女孩儿，高高瘦瘦的，一副弱不禁风的样子，大家都说她跟玻璃杯一样属于"易碎品"。除了这个名号，她还被大家叫作"晶晶"，这名字的出处就是《大话西游》里面的白骨精——白晶晶。

大家之所以这样称呼她，是因为她有着和白晶晶一样的特征——"白骨"。和白晶晶不同的是，静静的白骨体现在"牙齿"上。静静的牙齿就像一副干巴巴的白骨，没有光泽、粗糙、暗沉，她总是为自己的牙齿犯愁，不知道该用什么方法才能让自己拥有一口洁白、光亮的牙齿。直到有一天，她才知道症结所在。

"晶晶，今天陪我去石博士家替我表妹拿两服中药吧？"我说。

晶晶若有所思地说："石博士？唉！如果你要带我去的地方是'牙博士'家就好了！"

"嘿！你还别说，没准这真是个'牙博士'。"晶晶的眼睛里立刻有了光。我继续说："真的，这个石博士是一个中医学博士，我们家谁有个头痛脑热的只要经他一看，就知道病因，按照他说的去做，十有八九都会康复。"

"真的吗？他对牙齿也有研究？"

"去了不就知道了！"

下了班，晶晶陪我一起来到石博士家。

我们拿了药跟石博士聊了一会儿，聊天的过程中石博士好像注意到了晶晶的牙齿。稍微熟络了一会儿后，石博士终于转到了正题："晶晶，你的牙齿好像和别人的不太一样？"

"嗯，是啊。我真希望有人能告诉我，为什么我的牙齿是这样的，我爸妈的也不是这样的啊！"晶晶有些难为情地抿了抿嘴。

"也许你的问题不是出在牙齿上。"

"什么？牙齿的问题不出在牙齿上？"

"把舌头伸出来。"晶晶伸出舌头，石博士看了看又给她把了脉。

问道："平时有没有腰酸腿软、眩晕耳鸣、失眠多梦的症状？"

"嗯，有，我一直以为是累的，问题是我也没干什么劳累活啊！"

"月经量怎么样？"

"比较少。"晶晶回答说。

"你的牙齿如白骨，形体消瘦，舌红少津，脉细，而且经少，还有腰酸腿软、眩晕耳鸣、失眠多梦的症状，这显然是肾阴虚的反应。"

"肾阴虚？那跟牙齿有什么关系？"晶晶问。

"这就要从中医学说起了，中医通过看牙齿的润燥情况，观察其形态、色泽的变化，就能够了解胃津、肾液的存亡，看牙齿从而看出你的身体健康情况。"石博士解释道。

"看样子，我真的应该去医院检查一下，原来想拥有白白的牙齿就要拥有健康的身体啊！"晶晶想了想继续问，"那我如果真的是肾阴虚，应该怎么调养呢？"

"到时候医生就会告诉你了，我给你说说日常生活的注意事项吧。"

"好！谢谢石博士！"晶晶显得高兴极了。

"平时要注意饮食和作息一定要规律，不要吃辛辣的东西，不能熬夜。千万别以为晚上不睡，白天再补觉可以把睡眠补回来，因为很多器官的休息和排毒时间都只在晚上进行，白天睡得再多也没用。然后，可以多吃一些的食物如动物肝脏、贝壳类、牛奶、谷类、豆类、马铃薯、红糖、禽蛋、甘蓝、菠菜、芹菜、胡萝卜、南瓜、番茄、硬果、鸡肉、花生、芝麻、鲜枣等。"

"哎呀，这需要记的还不少！不过，为了我的健康，为了我的牙齿，我一定要坚决执行石博士的命令！"晶晶明显有了精神头。

我们谢过石博士后离开了，第二天晶晶去最好的中医院检查了一下，果然是肾阴虚。

"肥肥"美了，牙却裂了

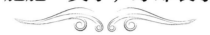

　　大学毕业后，和宿舍的姐妹、同班同学一直没有太多的联系，最近我们的班长建了一个同学群，我们都被加了进来，闲暇之余大家就会在网上聊聊天，后来大家相约五一的时候找个雅致的饭店举办一个同学聚会，目的就是叙旧聊天。

　　大家期盼的五一到了，女同学都打扮得漂漂亮亮，男同学都把自己整理得帅气逼人。变化最大的要数"肥肥"了。"肥肥"的真名叫李娇，因为她实在是太胖了，162厘米的身高，体重有90千克，所以大家都叫她肥肥。可是，这次同学聚会谁也不敢再叫她肥肥了，因为肥肥成了名副其实的窈窕淑女。

　　"大家好啊！我来晚了！"大家看着眼前的这个漂亮女孩都有些迷茫了。

　　"这是谁啊？""咱们班还有身材这么好的美女吗？""不记得有啊！"男同学们纷纷议论着。

　　"是啊，这女孩是谁？"女同学们也都没有看出来。

　　"怎么了？不认识我了？我是肥肥啊！"此言一出，大家都瞪大了眼睛，屋子里顿时像炸开了锅一样，大家都呼啦啦地围了上来。

"天哪！肥肥，你怎么变得这么漂亮？瘦了这么多呀！""是啊！肥肥，简直太让人不敢相信了！"

大家静下来聊天才知道，肥肥毕业后经过几次失败的面试，便下定决心要减肥，让自己拥有一个美丽的外表，以迎接生活带给她的挑战。

"你现在多重？"

"52.5千克。"

说着说着，饭店开始上菜了。席间，大家发现只有肥肥光说话，或者喝点汤却不怎么吃东西，而且在说话的时候她总是抿着嘴，从不肯露出半颗牙齿。肥肥的异常让父母都是中医专家的王翔看在眼里，他问："肥肥，你牙齿有什么不妥吗？"

"哦，你看出来了，我不敢吃东西，牙痛。"肥肥说。

王翔边说边坐到了肥肥身边，说："我能看看你的牙齿吗？"肥肥显然有些避讳别人看到自己的牙齿。王翔看出了肥肥的想法，说："牙齿有问题不一定真的就是牙齿有病，说不定是别的原因，让我看看，也许不但会对你牙齿有用，没准还能看出你身体的异常。"

肥肥有点犹豫地咧开嘴，王翔看了看，皱着眉问："你是通过什么方法减肥的？"

"主要的就是节食，其他的还有适当的运动，但是吃不好也没什么力气运动。"肥肥说。

"那就对了，你长期营养摄入不足、吸收不良，导致牙齿断裂疼痛。"王翔说。

"营养不良还能造成牙齿的损伤？"肥肥问。

"嗯，是的！营养不良会造成牙齿缺乏滋养，牙齿钙化不全，便容易脱钙，脆性增加，在吃东西受较大的力量时，牙齿就会破裂出现断层。"

"原来是这样，如果我要是调理得好，会不会恢复？"肥肥问。

"当然会。"

"那我要怎么办才好？"

"以后你要少吃豆类、花生、玉米等坚硬难以消化的食物，也不要吃煎、炸、熏、烤和肥腻、过甜的食物。对了，还要少用香油、葱、姜和各种香气浓郁的调味料。"王翔喝了一口水，继续说，"牙齿表面的釉质含有96%的无机盐，其中90%是磷酸钙，所以钙是牙齿的重要元素。如果得到充足的钙，对牙齿的恢复是非常有利的。还要注意饮食、营养和口腔卫生，加强锻炼，多晒太阳，多接触大自然中的空气和水，以增强体质。"

"好！我一定按照王神医说的办！哈哈！"肥肥调侃道。

大家你一言我一语地调侃起这位"王神医"。那次的同学聚会很开心，大家相约一年后的五一再相聚。

第二次同学聚会的时候，肥肥又变了，不是变瘦了也不是变胖了，而是变得敢咧嘴大笑了，因为她的牙齿已经不再有裂缝了。

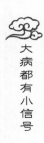

"水不离口"的主编

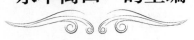

我们出版社的主编叫靳辰，今年47岁，是个名副其实的胖子，他最喜欢做的事情就是给员工们开会。有一天，他又把大家叫到会议室开会。

"财经部，这个月你们做了多少个选题啊？"主编一边喝水一边问道。

"和上个月一样，没什么特别的问题。"

"少儿部，你们呢？"主编又喝了一口水，问道。

"我们也和上个月一样，没有什么问题。"

主编"嗯"了一声，喝了一口水，接着问："社科部，你们的任务比较重，涉及的选题方向比较广，有什么要问的吗？"

"没有，如果有什么问题，我会及时向您请教的。"

主编继续喝水，看了看王主任，问："你们养生部还好吗？现在图书行业对养生类选题的把关很严，不能出半点差错，你本就是中医出身，一定要负起责任来。"

"嗯，没有问题。但是，我想问问，主编您觉得有什么不妥吗？"王主任问。

"嗯？没什么不妥，怎么了？"主编一边皱着眉一边喝水。

"我看您一直水不离口，您很渴吗？"

"哦，总是觉得口干。你这是要在会场诊病啊！哈哈！"主编好像感觉到了什么，故作轻松地打趣道。

"哈哈，我也是让主编看看我说的对不对，打消您对养生部的担忧啊！"

"好，那你说说，你都看出什么了。"主编继续问。

"主编好像瘦了一些，这个我本来也没有在意，但是今天看主编这样能喝水，再联想起您瘦了不少就不免有些疑虑。"

"什么疑虑？"

"您先回答我几个问题，您最近有没有觉得有些尿频？"

"嗯，是有些。"

"那么，主编有没有觉得最近一段时间总是很容易饥饿，还疲劳乏力，好像永远休息不过来一样？"

"嗯，你说得还真是很对，确实觉得老是饿吃不饱，还总是疲惫得很。"主编又喝了一口水说。

"主编，您抽空得去医院看看，我觉得您有点像是患上糖尿病了。"

"糖尿病？你为什么会觉得我得了糖尿病？"主编有些紧张地问道。

王主任解释说："糖尿病的典型症状就是三多一少。"

"什么是三多一少？"主编问。

"三多一少是指多食、多饮、多尿、体重减少，多食是由于大量尿糖丢失，机体就会处于半饥饿状态，同时又因高血糖刺激胰岛素分泌，因而病人易产生饥饿感，食欲亢进，老有吃不饱的感觉，甚至每天可能会吃五六顿饭。多饮则是由于多尿，

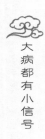

水分丢失过多，发生细胞内脱水，刺激口渴中枢，出现烦渴多饮，饮水量和饮水次数都增多，以此补充水分。多尿是指排尿次数增多，一两小时就可能小便一次，这是因为糖尿病病人的血糖浓度增高，体内不能被充分利用，特别是肾小球滤出而不能完全被肾小管重吸收，以致形成渗透性利尿，出现多尿。一少指的是体重减少，这是因为胰岛素不足，机体不能充分利用葡萄糖，使脂肪和蛋白质分解加速来补充能量和热量，结果就使体内碳水化合物、脂肪及蛋白质被大量消耗，再加上水分的丢失，体重自然就会减轻、形体消瘦，还会导致疲乏无力，精神不振。"

"说得这么专业，看样子已经容不得我不信了，行了，散会吧！"说完，主编喝了口水就走了。后来，我们听说主编直接去医院检查了，检查的结果真的如王主任所说是糖尿病。

毛毛怎么总是捂着嘴巴

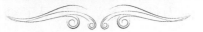

人们都渴望自己能够在微笑时露出一口整齐洁白的牙齿，如果牙齿上出现锯齿和凹痕，那美丽恐怕就要大打折扣了。不过，破坏了美丽还不是最糟糕的，最怕的就是健康出了问题。因为牙齿有锯齿或者凹痕很有可能是身体出现了某些问题所致，这绝对不是危言耸听，毛毛的牙齿就暴露了她身体上的问题。

毛毛是我的初中同学，我们关系一直都非常好，自初中毕业到工作我们都保持着联系，但是因为不在一个城市工作不能常见面，我们最后一次见面还是在两年前，由于想念对方，我们相约十一假期的时候她来找我聚聚。

十一到了，我去车站接毛毛，她依然和从前一样活泼开朗、谈笑风生，但是，和从前不同的是，毛毛总是边笑边捂着嘴。

"怎么了？两年不见，怎么变得腼腆、娇贵了？笑一笑还要捂着点？这是不是笑不露齿啊？"我调侃毛毛说。

毛毛面带难色地回答："什么啊！要不是逼不得已，我才不会这么矫揉造作。"

"那为什么？"

"给你看看我的牙齿。"说着，毛毛便用双手挡着嘴巴，只偷偷咧嘴给我看。

我一看，原来毛毛的牙齿上有很明显的锯齿，再仔细看看门牙上还有难看的凹痕。

"天哪，这是怎么了？你去咬钢丝了还是用锉子虐待自己的牙了？我记得你以前的牙齿也有点这样，但是没有这么严重啊！"

"知道为什么我总是捂着嘴巴了吧？就是因为太影响美观！"毛毛惆怅地说。

"你没去看看吗？怎么会这样？"

"我也没有别的不舒服，而且我的牙天生就不怎么好，现在也不疼所以也就没当回事儿。"

"那怎么能行啊？我决定，现在就带你去一个地方，看看你的牙齿到底怎么啦！"说着，我就拽着毛毛来到徐医生家。

徐医生是我的邻居，他是中医院的主任医师，我们周围的邻居有什么不舒服的都是第一个去找他，如果他说有必要去医院检查，大家才会去医院，否则都会让他帮忙调理、医治。

到了徐医生家，我和毛毛说了大概的情况，徐医生看了看毛毛的牙齿，又问毛毛："你有没有经常性的倦怠、乏力、抽筋、腰酸背痛、易过敏、易感冒的症状？"

毛毛想了想回答道："嗯，有。"

徐医生对毛毛说："没事儿，你这是缺钙。"

"缺钙？"毛毛有些没想到。

"是，刚才你说你从小牙齿就不怎么好，人在长牙的时候需要大量的钙质，钙质的缺乏会影响牙齿的发育，造成牙齿上有锯齿或者出现凹痕。我刚才又问你有没有那些症状，你都说有，这些加一起我断定你就是长期缺钙造成的牙齿锯齿和凹痕加重。"

"那怎么办啊？"我迫不及待地问道。

"补钙。"

"怎么补？"毛毛问。

徐医生说："补钙的方式有两种，钙剂和饮食补钙。最常用、最传统的补钙食物莫过于奶类及奶制品，这类食物不仅含钙丰富，而且容易吸收。奶和奶制品还含有丰富的矿物质和维生素，其中的维生素D可以促进钙的吸收和利用。酸奶也是一种非常好的补钙食品，它不仅可以补钙，其中的有益菌还可以调节肠道功能，适合于各类人群。如果你不喜欢牛奶，也可以多食用一些替代食物，如牡蛎、紫菜、大白菜、花椰菜、大头菜、青萝卜、甘蓝、小白菜等。不过，补钙也应适量补之，过量则有害，所以补钙一定要在监测骨钙的基础上补才安全，且应以食补为主。如果有必要的话还可以吃一些钙片或者其他补钙产品。另外，一定要多进行体育锻炼，多晒太阳，这样比较利于钙质的吸收。"

"好！我都记下了，徐医生，谢谢您！"毛毛对徐医生连连道谢。

跟徐医生聊完之后，我和毛毛轻松地逛了街，不过逛街的第一站就是保健品店，我们去给她买了最好的钙片！过了一阵子，毛毛的牙齿真的有所改观！

哎哟！你看马姐怎么长胡子了

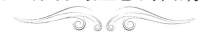

汗毛，不仅可以帮助人体保留体内的温度，还能在人体燥热时帮忙排出汗液降温，可以说对人体的健康非常重要。不过，这并不代表汗毛越浓密越好。尤其是对于女人来说，如果面部汗毛浓密，尤其是嘴唇上部的汗毛过浓过重，是非常影响美观的。不仅如此，如果女人发现自己不自觉地长出了"胡子"，还可能预示着健康出现了异常。

马姐今年32岁，是我们单位的行政主管，她在我们单位工作了7年，是我们单位的老员工了，大家和她的关系都很好。不过，关系再好，大家依然没敢当面问马姐为什么最近她长了

"胡子"。大家只是在私下说："哎哟！你看马姐怎么长胡子了？"因为怕她会难为情。直到有一天，我们单位的全体员工到中医院体检，才知道马姐长胡子的真正原因是什么。

排到马姐检查了，她刚一坐下，为她检查的大夫就注意到了她的"胡子"。

"你从小嘴巴上的汗毛就很重吗？"大夫问。

"没有，我也不知道从什么时候开始的，但是我也发现了我最近长出了胡子。"马姐有些无奈地说。

"会不会痛经？"大夫问。

马姐说："以前没有，现在确实开始痛经，我一直以为是没休息好，或者受了凉，也有可能是工作太忙有些内分泌失调。"

大夫继续问："结婚了吗？"

"结了。"

"有孩子吗？"

"没有，一直想要，但是一直都没怀上。"

"你去做个检查吧，应该是卵巢囊肿。"

"啊？卵巢囊肿？您是怎么看出来的？"马姐有些不知所措。

"卵巢囊肿是卵巢肿瘤的一种，常见于20~50岁的女性，患病后可干扰卵巢激素的正常分泌和排卵，导致面部、唇边多毛、闭经、子宫出血、不孕等症状。你自己觉不觉得症状都能对上？"

马姐觉得大夫说得有道理，便去做了详细检查，检查结果真的是卵巢囊肿，她拿着病历单又回来找这个大夫："大夫，您诊断得对，确实是卵巢囊肿，我该怎么办？"

大夫接过病历单看了看说："没事儿，不严重，不超过5厘米，暂时不用做手术，给你开些药。你要注意平时保持乐观的心情和平和的心态，要注意保暖，避免感冒受寒。月经期间，禁止一切剧烈的体育运动及重体力劳动。平时应该多吃碱性食品，改善自身的酸性体质，同时补充必需的有机营养物质，绝对不要吃葱、蒜、辣椒、桂皮等刺激性食物。还要忌烟、酒，忌羊肉、狗肉、韭菜、胡椒等温热食物，忌肥腻、油煎、腌渍食物。可以多吃一些有抗肿瘤作用的食物，如海马、甲鱼、山楂等。"

马姐从医院回到家就开始了长期的调养，她按照大夫的嘱咐进行食补，按时吃药，一直都保持不生气、少生气的状态，不让吃的绝对不碰，果然"胡子"越来越轻了，囊肿也得到了很好的控制。自那以后，她就经常告诫我们，不要忽视身体上的一点变化，因为那可能预示着健康出现了问题。

一直揪咽喉部的推销员

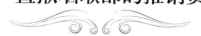

周末，我和佳佳去找朵朵，她在一家中医院实习，这周末是她值班。下午三点后，朵朵就下班了，我们决定去中医院等她，我们坐在办公室外面的长椅上等她，和她一起值班的是一个老中医。正当我们冲着屋子里的朵朵挤眉弄眼的时候，一个

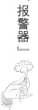

男人挡住了我们的视线。

这个男人背着一个斜挎包，好像包里装了很多东西，鼓鼓的。他敲了敲门礼貌地走了进去，从包里拿了一盒药开始向老中医推销起来，在推销的时候，他不停地揪着咽喉，还时不时地咳嗽。

老中医很认真地看着他，但是他并没有听推销员的话，而是注意着推销员的一举一动。老中医终于打断了推销员说："你为什么老是在揪咽喉？是不是嗓子很干？"

"是的，可能是说话说得太多了，有点咽炎吧。"推销员一边说一边舔了舔嘴唇。

"你刚才还有干咳的症状，你咳嗽有痰吗？"

"没有。"

"是不是觉得口燥？"

"是的。"

把舌头伸出来我看看，推销员伸出舌头让老中医看。

"把手伸出来给我。"

推销员把手递给了老中医。

老中医给他号了脉，问道："平时你有没有手足心热、盗汗、便秘的症状？"

推销员想了想说："嗯，有！"

"你不是咽炎，而是肺阴亏虚。"

"肺阴亏虚？"推销员停止了推销，开始仔细地听老中医解释。

"对，肺阴亏虚。我刚才发现你不停地揪咽喉，而且干咳，我看了你的舌头，苔少质红少津，而且脉细。这些症状加

128

在一起就可以断定，你是肺阴亏虚。准确地说，是你的小动作暴露了你的健康问题。"

"那我该怎么办？"推销员有些不安地问。

"没事儿，在家注意调养就行。我给你几个食补方，你记下，回家坚持服用，坚持一段时间就会有效果的。"

"好的，您说。"推销员拿出纸和笔。

"第一个方子是川贝炖雪梨：雪梨1个，川贝母6克，将雪梨挖去核，川贝母纳入梨中，盖好孔，用白线扎好，放锅内水炖，约1小时，梨熟烂，饮汤食用，每天1次，连服3～5天。第二个方子是鲜藕姜汁：去节鲜藕500克，生姜50克，将藕与姜洗净，切碎，以洁净纱布绞取汁。每天分数次服完。第三个方子是白鳝鱼沙参汤：活白鳝鱼250克，沙参、玉竹各15克，百合24克，百部10克，将鳝鱼去肠杂，洗净切碎与余药共加水适量炖熟，入少许盐调味，吃肉喝汤，每天1剂，连服数天。记下了吗？"老中医问推销员。

推销员有些不好意思地说："记下了，本来是想给您推销几种中成药，没想到让您给我免费诊了一次病，真是太感谢了！"

"这没什么，如果我看出来你有问题还不告诉你，那我就不是一个合格的中医了。"老中医一本正经地说。

Part  7

知道吗?
胸腹其实是健康 "预言家"

这个年轻司机一直捂着胸口

他这反应像是 "高原反应"

孙大叔怎么不停地打嗝

表妹长期保持固定的睡姿

莉莉双手一直按在胃部

她为何吃得这么少

不停吃冰激凌的小胖墩

看小史的样子是想吐

老邱跑了一天的厕所

鹿杰在饭后会突然肚子痛得打滚

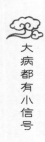

这个年轻司机一直捂着胸口

"望诊"不但能诊病，有时候还能救命！

家里旧房子拆迁等待回迁的时候，我曾经在南城的一个大杂院租房住了两年。那时住在我家对门的，是为了方便上班从郊区搬过来租住的一家四口，姓庄。让我记忆至今的是那家的儿子，那小伙子当时在公交公司当司机，30岁出头的年纪，长得高大壮实，十分精神。

在大杂院住了将近一年后，我发现这个小伙子的身体似乎出现了问题——他进进出出总捂着自己的胸口，有那么一两次，我还看到他的脸色突然变得苍白，鼻尖迅速沁出汗珠。医生的直觉告诉我，他恐怕有大麻烦了！

一天下班的时候，我在院门口碰到了同样下班回家的他，打过招呼后随口问他："你最近是不是经常胸口痛啊？"

"咦？您怎么知道的？"他被我的问题吓了一跳，惊奇地反问我。

"呵呵，我最近经常看见你在院子里捂着胸口，有几次脸色都白了，鼻尖沁着汗，我就猜你可能是突发的胸口痛。"

"对！快半年了，我老是突然间胸口痛，感觉胸口跟压了大石头似的，憋得难受！"年轻的司机像找到知音般向我讲述他的不适。

我听了却是心头一惊，赶快追问他："你胸口痛的同时，有没有过左肩和左胳膊同时也痛的情况？"

"有！早听说您是大夫，没想到这么神，这个您都能看出来！"

"呵呵，我不是神，只是推断。根据你说的情况，我判断你是患了心脉瘀阻。你之所以会感到胸口疼痛，是因为胸部血脉壅塞阻滞，不通则痛。

"噢，原来是这样！您看我吃点儿什么药好呢？老这么痛也挺难受的。"司机同志并没有意识到问题的严重性，准备自行服药解决这个问题。

作为一名医生，有义务挽救任何一位病人的生命，帮助他们远离疾病。因此，我决定把问题的严重性跟他交代清楚："小庄，你可别不把这个病当回事！这个病西医称'心绞痛'，放着不管是会危及生命的！"

看小庄听到"心绞痛"三个字时被吓着的表情，我就知道他还是知道这个病的危害的。于是就放下心，拍拍他的肩，推着自行车进了院子。

三天后，司机小庄的妈妈告诉我，她儿子昨天去医院看病，当即就被留院治疗了，医生说他的病如果再不重视，随时都会发生生命危险，我可以说是救了她家小庄一命。她对我千恩万谢，弄得我非常不好意思。

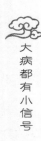

他这反应像是"高原反应"

　　众所周知，高原反应的主要症状包括头疼、头晕、眼花、耳鸣、全身乏力、行走困难、难以入睡等，严重的甚至会出现腹胀、食欲不振、恶心、呕吐、心慌、气短、胸闷、面色及口唇发紫或面部水肿等症状。

　　近来我发现，跟我合租的朋友小米居住在华北平原上，居然也出现了类似的症状。

　　最开始的时候，小米只是跟我抱怨他最近加班太多，睡眠不足，觉得浑身没劲还耳鸣。我也只是劝他多休息，利用周末好好补觉。可是不久之后，我就发现小米的嘴唇总呈现一种暗紫色；晚饭后我们一起看电视时，他会突然用力吸气，跟我说他觉得胸口憋得难受；周末的中午，我们一起吃了很清淡的米粥和青菜当午饭，饭后不久他说觉得恶心，还把午饭全吐了出来。

　　我仔细回想了一下平日一起生活时，观察到的小米：喜欢甜食、油炸食品，经常熬夜，饮食没有规律……出于医生对疾病的敏感，我觉得小米这回麻烦大了！

　　当天晚上回到家，我很郑重地建议小米去做一次全面体检，因为我怀疑他得了冠心病。结果，得到了这样的回答：

"你就瞎扯吧！我今年还不到30岁，哥们儿平时又没得罪你，别这么咒我！你是大夫，这么吓唬人可没有职业道德啊！"

我一时无语，只得耐心地跟他解释："我真没吓唬你！你前一阵不是老说自己耳鸣，还浑身没劲儿吗？"

"我那是睡眠不足，咱俩一块儿住两年了，我们做程序员的昼夜颠倒，干起活儿来就连轴转，这你知道啊！"

"我是知道，可是你知不知道，你这回不只是睡眠不足那么简单，你这回可能是心脏出问题了！"

"少危言耸听！我病了，你就得负担全部家务！别咒我！"

"我真没咒你！你自己去照镜子，看看自己是不是嘴唇跟涂了黑紫色唇膏一样黑紫黑紫的。这两周，你脸色都发紫了，我都看出来了，你自己没感觉？还有，你不是老说自己胸口憋得慌，那也是因为睡眠不足？"

"呃……真的啊？"

"真的，你最近这些反应加在一起，都快赶上'高原反应'了，你听说过谁因为睡眠不足就在平原上有高原反应？"

"那……我不能就是高原反应吗？"小米不死心地问我。

"你……"我实在被他的讳疾忌医气得无语，"那你就高原反应吧，我不管了！"说罢，我作势走开。

"别，别啊！劳驾你仔细跟我说说行不？室友一场，你也不忍心真看我重病缠身吧？""高原反应"的小米又把我拽了回来。

我告诉他："中医学认为冠心病是由于气血不足、阴津亏虚和痰瘀阻络等原因引发的。你经常熬夜，本就容易耗伤阴津气血，干的又是耗伤心血的脑力劳动，会气血不足、阴津亏虚一点儿都不奇怪；再加上你平时作息饮食都没有规律，喜欢肥甘厚腻的甜食、油炸食品这些食物，极易诱发体内痰湿淤阻脉络，冠心病不找上你才奇怪！"

"你这么一说……行！明天一早我就去医院做检查！"

听了我的分析，小米不再拿自己的身体开玩笑，决心第二天就去做全面检查，结果真的是冠心病。

孙大叔怎么不停地打嗝

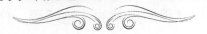

孙大叔是我毕业实习那家医院小车班的调度，实习的时候，常常遛去小车班混他的好茶喝，一来二去就混熟了。毕业之前的夏天，为了写毕业论文和准备答辩，我常偷偷跑到孙大叔办公室那间小屋去看书、整理资料。也就是在那个时候，我第一次领教了"望诊"的神奇。

那是论文答辩前的一个周末，我被排了门诊值班。因为门诊有医院的轮班医生坐诊，我们这些实习生就各自找地方"猫着"为答辩做准备，我便又跑到了也在值班的孙大叔那儿。

我在孙大叔的办公室待了半小时后，发现他不停地打嗝，就问他是不是早上"喝"了凉风。

"你这孩子真逗，大夏天的，怎么会'喝'凉风。可能是我早饭吃得不舒服闹的吧。"孙大叔这样回答我。

"您早上吃凉东西了吧？"我以为孙大叔是嫌天热，早上吃了凉的食物，胃受了凉才打嗝。

"没有啊，我早上在医院食堂吃的热粥。按说不至于吃坏呀……"我一分析，孙大叔自己也觉得早饭没吃好才打嗝的理由站不住脚了。

我突然想起，以前和孙大叔聊天时，他说过自己有很多年的高血压病史，上次体检还查出了心脏病。心里突然一惊，想起上课时老师说过，心脏病病人突发心肌梗死时，由于心脉淤阻、气机不畅，会突发呃逆不止的症状！

"孙叔，您今天还有过其他不舒服的症状吗？"我焦急地追问。

孙大叔被我突然变得急躁的表情吓了一跳，回答说："那倒没有。对了，我早上起来的时候，觉得胃不太舒服。就是因为这个，我才去食堂喝的热粥，没敢在外面乱吃。"

听了这个回答，我更加确信了自己的判断，赶紧让他在边上休息室的简易床上躺平，自己跑到急诊找值班医生报告情况。

幸运的是，那天急诊的值班医生是一位老大夫，经验丰富，听了我的讲述没有当作是小孩子的大惊小怪，而是立即带着便携式检查仪器去了孙大叔那儿，并以最快的速度做了其他相关检查。

结果出来后，证明我的判断果然是没错的，孙大叔当时确实突发了急性心肌梗死，万幸发现及时，才没有造成更大危险。

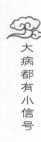
表妹长期保持固定的睡姿

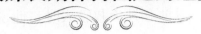

我印象中的表妹嘉嘉，是个有着白皙皮肤和精致眉眼、爱说爱笑、性格开朗的漂亮姑娘。可是，今年春节见到她时，我着实被她吓了一大跳。才24岁的她，脸上已经有了细细的皱纹，一副沧桑满面的样子。

一家人去饭店聚餐的时候，表妹就坐在我身边，我见她愁眉苦脸的样子，便试着跟她聊天，想弄清她到底是怎么了。

"嘉嘉，你身体不舒服吗？我看你气色不是很好呀。"

"表姐，你就直接说我特显老吧，没事！"嘉嘉的性格似乎没变，还是快人快语，十分开朗。

"呃……按说……你这个性格，不会这样啊？"我很困惑地问嘉嘉。

"是呀！我又不小心眼，又没失恋或者被人骗财骗色的，怎么会这样呢？"嘉嘉十分困惑地反问我。

"那……你平时身体有什么不舒服吗？"我问她。

"有！我每次来那个都疼得要死要活的，量也特别多，弄得跟大出血似的。"嘉嘉小声地跟我咬耳朵。

"你一直这样吗？"我问她。

"不是呀，就大学毕业之后这两年开始的，以前都挺好的。还有……"嘉嘉咬了咬嘴唇，似乎下了很大决心，然后拉起我去了卫生间，关上单间的门后，嘉嘉解开了上衣，我看到眼前的景象，被吓了一大跳——嘉嘉的两侧乳房看起来扁扁的，还明显不对称！

"嘉嘉，你这是怎么回事啊？以前不这样啊！"我失声大叫。

我们表姐妹关系很好，直到上大学前，暑假时都常常一起去游泳，我记得那时嘉嘉还很正常！

嘉嘉伤心地哭了，边哭边说："我也不知道呀，以前挺正常的，现在怎么这样了呢？表姐，你说我是不是得了什么大病啊？"

我的行医经验虽然还不丰富，但通过观察嘉嘉的眼睛和气色，我觉得她并没有什么严重的疾病，便决定从她的日常生活下手来寻找病因："你平时有什么比较'个性'的生活习惯吗？"

"没有啊！吃喝拉撒都跟大家习惯一样，没有一点儿'另类'的地方，不信你可以问我妈！"我们从卫生间出来，嘉嘉边走边跟我说。

"好，我信，我相信！"

继续排查！

"那别的习惯呢？如趴着睡觉、用碱洗头、生吃柠檬什么的。"一口气列了一堆八竿子打不着的事情，以作抛砖引玉之用。

"表姐，我要是个神经病，咱俩血缘关系这么近，你也好不到哪里去。你才拿碱洗头，你才生啃柠檬呢！"嘉嘉有些不高兴了。

"哎呀！我就那么一说，别生气嘛！"我赶紧哄她。没等我第二句哄她的话出口，嘉嘉突然抓住我的手问："趴着睡觉也能得病？"

我被她吓了一跳，赶紧说："会呀！总是趴着睡，容易导致身体气血运行不畅，气血不能荣养头面，人就容易面色苍白、皱纹早生、头发变白；压迫腹腔，导致女子宫胞气血不畅，失于温煦，则会发生痛经、月经量过多或过少；乳房长期被过度挤压，还会变形呢！"说到这里，我脑中突然灵光乍现，大声问她，"你老趴着睡，对不对？"

"哎呀！你叫什么呀？"嘉嘉也被我吓了一跳，赶紧制止了我的大喊大叫，然后才说，"是，大学住校的时候，宿舍的床窄，我老觉得会掉下来，只有趴着睡不乱翻身才有安全感，久而久之，就习惯趴着睡了。我说毕业之后怎么有了这样一堆毛病呢！还以为自己老了，原来，都是长年累月趴着睡惹的祸啊！"

我们两个相视而笑，都为找到了病因而高兴。春节后，嘉嘉就去医院做了全面检查，并进行了治疗，改掉了趴着睡的坏习惯。那年中秋再次全家聚会时，我看到的嘉嘉又变成了那个有着白皙皮肤和精致眉眼、青春洋溢的漂亮姑娘。

莉莉双手一直按在胃部

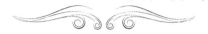

　　我和莉莉认识是通过高中时的好朋友大力，莉莉是他的女朋友。在大力的口中，莉莉是个精明干练的女白领，杀伐决断不让须眉，没见到她之前，几乎所有人都快把她和武则天画等号了。等到他们两个终于决定结婚，大力正式把她带到朋友面前时，所有期望看到时装版武则天的人都大跌眼镜——她们面前的莉莉，面色虽白却少血色，眉形秀美而微蹙，双手交叠着微微用力按着腹部，这哪里是武则天，这简直就是西施加林黛玉的混搭款病美人嘛！

　　大家坐下各自闲聊时，我注意到莉莉把大力的外套拿过去搭在了自己的上腹部，继续用手按着，从表情上看，这样做似乎让她感觉舒服了一些，于是主动过去和她攀谈："莉莉你好，我是大力的高中同学，现在是中医内科医生。"

　　听到我是医生，一直专注地按着胃部，似乎完全没有力气说话的莉莉也来了兴致："你好，早就听大力说起过你。来的路上我还在想，一会儿要是有机会，我要好好向你请教一下。"

　　"有关你的胃吗？"我问。

　　"哈哈，不愧是大夫，这也算是你的职业敏感吧？"莉莉笑着反问。

"呵呵，算是吧。你的胃是不是稍微着凉就会不舒服？还有其他不适吗？"

"嗯，是的。只要稍稍着凉，我的胃就会痛。这种痛其实并不剧烈，但是隐隐约约、无休无止，能生生把人折磨到崩溃，用手按着就能好点儿，要是用暖水袋或者暖宝宝做热敷，就能舒服很多。"

我初步判断莉莉是虚寒胃痛，就又问："还有其他不适吗？"

"有！我胃痛的时候，还经常打嗝、反胃，什么都吃不下去，如果硬吃东西就可能会呕吐。厉害的时候，夜里还会失眠或者盗汗。"

听她这样说，我又追问了一句："你是不是累的时候也会犯胃痛？"

"哎呀！都说中医神，这回我是信了！你怎么知道的？"莉莉一脸好奇地问我。

"呵呵，这也没有什么。我听大力说过你事业有成，工作起来是位'拼命三娘'。所以，大概可以猜出你专注于工作时，恐怕会把吃和睡这种人的最基本需求都放到第二位，长时间的饮食无节下来，脾胃自然会温寒失养，引发虚寒胃痛。加上你刚才说发病时还会有嗳气、反胃、呕吐等症状，严重了还会失眠，我初步判断你不单是因为虚寒引发的胃痛，恐怕还有十二指肠溃疡的情况。十二指肠溃疡本就是都市白领易发的'职业病'，过度劳累就会发作，作出这个推断自然也就不奇怪了。"我笑着向莉莉解释。

"原来是这样！"莉莉一脸了然表情地看着我，然后问："这个病不要紧吧？"

"治疗得当，它不会严重危害身体健康。可放着不管，一旦溃疡穿孔，随时会危及生命。"基于医生的职业道德，我决定把疾病的危害彻底说清。

说完这番话，莉莉还没有回答，坐在她身边一起听的大力率先发了话："你看看！我就说胃痛不能拖，让你早点儿去检查，你就是不听，总说忙、忙、忙！工作重要还是命重要？！你出事，我可怎么办？明天请假，我陪你去医院，这回咱们必须把病治好！"

大力的语气强硬，一副我说了算的大男子主义表情，可谁都看得出，他真的担心莉莉。显然，莉莉也是明白的，因为她的脸上充满了甜蜜的微笑，小鸟依人般的点头说好，全无女强人的样子。

后来，大力陪着莉莉去医院做了全面检查，查出她确实有十二指肠溃疡和胃病，经过调理和治疗，莉莉的不适症状都基本消失了。

她为何吃得这么少

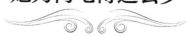

今年春节期间，我和老公一起参加旅游团去海南玩了一趟。旅游团里有个叫袅袅的女孩子给我留下了深刻的印象。

对袅袅的最初印象，是她吃得很少。我是海鲜和热带水果的忠实爱好者，来海南玩儿还是其次，吃才是主要目的！有一次自助午餐时，老公悄悄捅捅我，示意让我看同团一位高高瘦瘦的姑娘，当时我面前摆着一大盘海虾，手里还攥着一只大大的芒果，而那位姑娘面前的盘子里，只有少得可怜的一点点蔬菜。老公玩笑地揶揄我："你看看人家那姑娘，那才叫淑女！你说我当初是怎么想的，居然娶了个'二师兄'。"当时我愤愤然地在桌下踩了他一脚，问他："咋的？想造反啊？！"引来老公的一阵大笑，但同时也暗自懊恼，你说人家怎么就能只吃那么一点点呢？高高瘦瘦的多好看呀！

后来随着行程的慢慢延长，我和袅袅也熟识了起来，随之发现，她并不是只愿吃这么一点点，她是根本不能多吃！

那天我和袅袅一起在三亚的海滩上享受着海南的冬日暖阳，顺便闲聊。

"袅袅，你自制力真强，每顿只吃那么一点点。我羡慕死你的身材了！"我羡慕地对她说。

"不是的，我不是自制力强，是我根本不能吃。我才羡慕你可以尽情吃东西呢！"袅袅这样回答我。

"啊？为什么呀？"我奇怪地反问她。

"我稍微多吃一点点，胃就会痛得要死！很多东西都不能吃，比如肉、冷饮什么的，尤其是性偏寒凉的东西，绝对不能碰！你都不知道，我看着你一口大虾一口芒果地大吃，一脸幸福的表情，我那个羡慕嫉妒恨啊！"袅袅半开玩笑地对我说着。

日光浴之后，我们一起去洗澡，洗掉脸上的彩妆后，我发现袅袅的脸色又白又干，完全没有应该与她年龄相符的青春红润；唇色也是很淡的粉色，不是年轻女孩惯有的嫩红色。再联想到我们清晨一起打沙滩排球时，袅袅没打几下就气喘吁吁的样子，我边擦头发边问她："袅袅，你平时是不是很容易感冒啊？"

"咦？你怎么知道的？"袅袅问。

"呵呵，我看出来的。"我向她解释，"你的脾胃非常虚弱，因此无法吃进足够的食物为身体提供营养。得不到营养的身体运化无力，使得体内的气血不能正常运行，壅滞阻塞。运行不畅的气机一旦壅滞在胃部，就会造成胃脘部胀满、隐痛、纳差、乏力等不适。长此以往，甚至会引发很难治愈的萎缩性胃炎。一旦发生这种情况，不能正常工作的胃更加不能为人体提供营养，没有营养的身体抵抗力就会差于常人，自然比健康的正常人更容易感冒。"

"这么严重啊？我还以为，自己只是肠胃功能差，饮食注意点儿就可以了。"袅袅一脸被惊吓的表情，同时这样对我解释着。

"话不是这样说，老话说养病成虎，不就是说病不能姑息，不然就像在身边养了只大老虎一样危险吗？我建议你这次旅游回去，赶快去做检查和治疗，病不能拖呀！"我这样劝说着袅袅。

那次旅游结束后一个月，我接到了袅袅的一个电话，她告诉我她去医院做了检查，果然是患了轻度的萎缩性胃炎，已经开始系统治疗了。她还说，中医的望诊真是神了，不做检查不号脉，仅仅看了看，就作出了这么准的诊断。

不停吃冰激凌的小胖墩

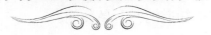

　　"小胖墩"是我们医院器械科张师傅的儿子，这孩子因为从小就长得胖乎乎、圆滚滚，就得了这样一个爱称。张师傅人缘极好，小胖墩又虎头虎脑招人喜欢，因此这孩子每次来医院，都有一群叔叔阿姨抢着给他买零食。

　　小胖墩小升初那年的暑假，因为家里没有人照顾，张师傅就把他带到医院来玩。我们午休时间，总喜欢带着零食和男孩子喜欢的各种玩具去看他。这样过了两周，我就发现这个孩子特别喜欢冰激凌，几乎次次见到他时，他的手里都攥着冰激凌。这么吃，孩子的胃会吃坏的！

　　于是，趁着和"小胖墩"的老爸张师傅聊天的机会，我提了这个建议："张师傅，小胖墩好像特别喜欢冰激凌，是吗？我看他总在吃这个。你看要不要适当控制一下，吃太多冷饮，对小孩子的脾胃没有好处的。"

　　"谁说不是啊！我管过，可那臭小子老说自己'烧心'，吃冰激凌才舒服！我不给他吃，他就哭着跟他妈妈告状，说我虐待他！你说说，这叫什么孩子呀！"张师傅懊恼地跟我抱怨。

　　说者无心，听者却听出了蹊跷。我赶紧追问："你说胖墩老觉得烧心，是吗？"

"是啊，他自己老说自己烧心。其实，小孩儿嘛，什么烧不烧心的！"张师傅不以为然地说。

"张师傅，话不能这么说，身体的问题可是不分年龄的。对了，多问一句，胖墩是不是一直都喜欢吃凉的东西呀？"

"对！从小就冷饮不离口！我就说这么吃不行，可孩子他妈说孩子想吃什么就是缺什么，让他吃准没错！唉……"

"张师傅，这可不行！人的脾胃喜温畏寒，胖墩长期这么吃性寒凉的食物，会使脾胃因为过度寒凉而无法正常工作，无法有效消化人吃进去的食物，造成食滞胃脘、积食化火而反酸；再有脾受寒虚弱不能有效制约肝，肝过旺会对脾造成不良影响，影响脾的正常功能，也会造成反酸。胖墩说他'烧心'，其实就是胃在反酸，让孩子觉得胃和食管部位有烧灼感。这种时候，当然吃些凉的冰激凌才舒服，可是，这么做等于饮鸩止渴，会越吃越糟糕。"我尽可能浅显而清楚地向张师傅解释问题的严重性。

"这么严重啊？"张师傅反问我。

"是啊！你想，如果长期这样，胖墩的脾胃一定会受到伤害，他还在长身体，脾胃功能不好就会影响营养吸收，这对他的成长一定是不利的呀！"我觉得作为医生和同事，我有义务把问题的严重性说清楚。

"赵大夫，真是谢谢你！以后我不能再由着他这么吃了！"张师傅终于明白了并不是小孩子就不会"烧心"，这种让他儿子不停想吃冰激凌的"烧心"还会严重伤害他宝贝儿子的脾胃。

暑假结束前，张师傅特意带着小胖墩来我的科室看我，向我道谢。他说知道儿子的问题出在哪里之后，就带着他去内科做了详细检查，正在慢慢调理治疗，虽然还得治疗一段时间，但胖墩已经不再视冰激凌如命了。

看小史的样子是想吐

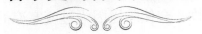

小史是我妹妹读研究生时的师姐，因为她家不在本市，又和妹妹志趣相投，结婚后，她几乎就把我家当成第二个娘家。每逢周末或假期，就会来看看，大家顺便聚餐一下，联络感情。

今年春天小史夫妻来我家时，我发觉她总是时时作呕，一副想吐又吐不出的样子。一开始我们都以为她有宝宝了，问她，她却矢口否认，说肯定不是。我不信，以为她是害羞，不好意思承认，就开始偷偷观察她，看能不能发现更多害喜的症状。

仔细观察之下，我觉得小史真的不是怀孕了。

一个上午，她在不停地喝冰水，和妹妹一起吃苹果的时候，我看到她大大地咬了一口苹果之后，在果肉上留下了一个很明显的血渍。两人聊天时，我看到妹妹后来用手掩住了鼻子，还对她说："小史！你是不是有龋齿了？口气好大呀！"

午饭之后，大家喝茶闲谈时，我问她："小史，你最近是不是总觉得肠胃不舒服，有想吐的感觉呀？"

"是呀！不过，我真的不是'有了'，上周去医院检查过了，大夫说不是。"小史以为我还是想确定她是不是怀孕了，赶快向我解释。

"呵呵，别紧张，我知道你不是有小宝宝了。"

"哎呀！大姐，您真好！我跟周围的人解释，他们都非说我就是'有了'，还问我干吗不承认。可是，我真的没有宝宝呀！"小史苦恼地向我述说着。

"呵呵，因为你结婚好几年了，突然开始想吐，大家往这方面想也不奇怪嘛！"我笑着安抚她。

"可您就没这么想呀！"

"那是因为我是专业的中医大夫呀！用我们中医学的望诊来判断，你肯定不是'有了'，而是胃失和降。"我对她解释着。

"胃失和降？这是怎么回事？您是怎么看出来的呀？"小史好奇地问。

"我看到你一上午都在不停地喝冰水，咬苹果的时候看到你有牙龈出血的症状，我妹还说你口气大，对不？"

听到这些，小史有些不好意思，扭捏着回答："嘿嘿，最近总熬夜，确实有点儿上火。"

"你这已经不是仅仅上火的问题了，我记得你上学的时候特喜欢吃辣，现在还这么喜欢吗？"

"喜欢呀！我最近最喜欢麻辣火锅了！"小史一听吃辣马上就兴奋起来了，准备跟我介绍她近期最喜欢的美食。

我看着一提辣就要流口水的"小馋猫"，了然一笑，说："那就更对了！"

"啊？什么对了？"馋猫小史被我说得彻底茫然了。

"我上午观察你的各种情况，觉得你总是想吐可能是因为胃失和降、胃气上逆引发的，但是你们小两口这个情况，我又不能完全确定这不是'宝宝惹的祸'。跟你聊完之后，我基本就可以确定了，你最近经常熬夜，难免肝阴亏虚不能制约肝阳，肝气壅滞郁结而化热，横逆侵袭脾胃，导致胃失和降，清阳不升。加上你又喜欢吃辣，更加重了脾胃负担，会想呕吐，当然就不奇怪了！"想到这里，我追问她，"对了，你除了想吐，有没有流鼻血、便秘这样的情况发生？"

"有！这个月我已经流了两次鼻血了，所以我才觉得我是上火了。"小史告诉我。

"呵呵，你确实有上火的迹象，但最主要的问题，还是我刚才说的胃失和降。虽然年轻、身体结实，你也要注意，多休息，少吃辣哟！"我笑着劝她。

那天聚会结束的时候，大家都不再用怀孕的事情来取笑小史，反而劝她要注意身体。几个月后，再见到小史的时候，她已经没有了想"吐"的感觉。

老邱跑了一天的厕所

昨天晚上老公回来跟我说，他办公室的老邱不知怎么了，最近老是闹肚子，今天更是跑了整整一天的厕所，看他痛苦成那样，自己都替他难受。

老邱，是经常可以从老公嘴里听到的一个名字，因为年近半百的他还有着和小伙子一样壮实的身体——肌肉饱满且不见赘肉，还打得一手好网球。让"麻杆"身材的老公羡慕不已，在家经常提起老邱那二头肌如何如何……

这样一个身体倍儿棒的中年人，一天不停地跑厕所，我听了也感到很诧异，就问老公："他吃坏肚子了吧？"

"应该没有啊，老邱出了名的重视饮食卫生，很少在外面吃东西，他说昨天早饭、晚饭都是在家吃的，午饭是和大家一起吃的工作餐。我们都没事，那就肯定不是午饭的问题，老邱的老婆和儿子也没事，说明他家里的饭也没事。应该不是吃坏了。而且，他最近老这样，也不能吃坏肚子这么长时间老不好吧？"老公给我分析着。

"那他还有哪里看着不对劲吗？"我问老公。

"不对劲……啊！对了，老邱最近特怕冷！以前他都是四月就开始穿短袖，现在都六月了，办公室空调开到26℃，我们都觉得还是有点儿热，他却说冷，有时候还得披个外套才行。"老公一边回忆一边说。

"还有别的什么吗？"我继续追问。

"别的……他脸色一直不好看算不算？"

"当然算了！"

"老邱最近脸色总是又黄又干，一点儿血色都没有，就像，就像……"老公仔细想了想，说，"就像放了一周的干馒头上面罩了一层土黄色纱巾的感觉似的！反正特难看！"

"还有吗？"我接着问。

"他最近不像以前那么爱运动了。以前一提去打网球、乒

Part 7 知道吗？胸腹其实是健康『预言家』

151

乒球什么的，老邱比谁都积极，这段时间我们去玩儿，他老说自己累，没力气，都不怎么参加。还有，老邱的饭量好像也小了，以前中午他最起码要吃四两饭，现在就打二两，有时还会剩下一些。"老公对我一点点述说他看到老邱的变化。

"我觉得，老邱是因为脾虚引发的泄泻。"我综合老公看到的种种，分析后作了这个诊断。

"老婆，你可别忽悠我了！老邱那么壮一个人，闹了几天肚子就能虚了？你们中医净玩儿悬的！"老公对我的判断完全不信，甚至有些嗤之以鼻。

专业被质疑，我有些不快："你还别不信！中医学认为人的脾有运化水谷和生血的作用。脾虚时人体通过饮食吸收到体内的水谷精微，就是营养物质不能正常运化于全身各部位，气血也不能正常生发代谢，人的体质就会下降，出现怕冷、感觉疲惫、脸色微黄没有光泽这些现象。再有，你说老邱最近食欲有明显下降，那是因为他脾虚，脾胃功能欠佳，自然食欲就不会好了。"

"你这么一说，还真是这样。"老公因为惹我不快赔小心，同时也觉得我说得确实有理。但他还是觉得，我仅凭他所见就下诊断不是很可信，于是又问："那他怎么因为脾虚就得了泄泻呢？"

"老邱春节的时候我见过一次，他冬天在大衣里面只穿了一件衬衫，还说自己怕热不怕冷。你也跟我说过见他在办公室老是短袖打扮，特'贪凉'。所以我推断他脾胃受寒不是一天两天的事情了，是常年积累下来的。素有寒邪，脾一旦虚弱，就会比单纯的脾虚更容易出现问题，所以他才会这样不停跑厕所。"我继续向老公解说诊断依据。

"大概明白了。我明天跟老邱说说吧，让他还是去医院检查，毕竟年龄渐长，再健壮也不能不把毛病当毛病！"

第二天老公上班时向老邱转达了我的分析，老邱下午就请假去了医院。次日上班告诉老公，医生的诊断和我说的几乎一样。老公回家告诉我，他当时特别得意，告诉办公室里所有同事"我家有位神医"！

鹿杰在饭后会突然肚子痛得打滚

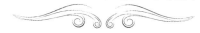

鹿杰是我的小学同学，毕业后几乎没有见过面，去年因为另一个同学的婚礼，我们才在毕业后第一次碰面。那次见面，我就觉得他有些不对劲——记忆中的鹿杰，是个很喜欢吃的小胖墩，在同龄人中显得又高又壮，非常显眼；而眼前的鹿杰，个子虽然不矮，可身形瘦弱，脸色偏黄又没有光泽，婚宴上对着满桌佳肴却不怎么下筷子……

当时坐在一起的都是多年未见的老同学，场面略显混乱，大家互相聊了一下近况并留了联系方式就散了。今年3月，我突然接到了鹿杰的电话，他问我最近是不是很忙，并问我如果不忙能不能帮他看看，他最近觉得身体非常不舒服，很害怕。救死扶伤是医生的天职，即使不是老同学我也不会拒绝，更何况我们还有这层关系。于是我便答应他第二天下班后去他

153

家拜访。

第二天到鹿杰家，看到来开门的他时，我着实被吓了一大跳！他的脸色苍白泛青，眼睛周围围着一对大大的黑眼圈，额头上全是汗，眼白也明显能看出泛黄。从他脸上痛苦的表情和那天23℃的气温来推断，我觉得他额头的汗是痛出的冷汗。

把我让进房间后，他静静坐了一会儿才缓过来。我赶快问他到底怎么了。

"我也不太清楚，一开始的时候就是觉得肠胃不舒服，吃了太油腻或者太凉的东西会不舒服。大便也不好，要不就几天都不痛快，要不就一连几天闹肚子。我想是因为自己饮食不规律和昼夜颠倒造成的，觉得自己年轻，吃东西的时候注意些，等有空的时候再调理调理就行了。"鹿杰跟我说着他的情况。

"可我看你现在这个情况……好像比你说的严重多了！"作为医生，我对他不在意自己身体的行为十分生气，语气也不免有些强硬。

"嘿嘿，你跟小时候比，脾气没怎么变呀。还是炮仗一个，点火就爆！"刚才还病得"奄奄一息"的鹿杰居然反口揶揄我！

我愤怒！

鹿杰笑着赔罪，然后接着述说着自己的不适，"后来我发觉情况越来越严重，我几乎顿顿饭之后都会不舒服，还经常感觉恶心、想吐。刚才就是，本想你到了先请你去吃饭，我等着的时候觉得饿了，就吃了几块曲奇饼干，然后肚子就突然间开始痛了。"

我突然回想起，去年婚宴结束前，大家互相道别时，鹿杰就用手按着腹部靠上的位置，看着似乎不太舒服。再回想刚才他开门时的情景，我问他："你是不是总是腹部靠右上的部位痛？"

"对！就是那个位置，经常一吃完就难受，尤其是吃了油腻东西的时候。"

我看着他脸上那对夸张的黑眼圈，告诉他："鹿杰同学，我判断，你是得了胆结石。"

"你别逗了！望、闻、问、切什么都没做，就聊了几句、看了几眼，你就知道我得了胆结石？华佗也没这么神吧？"鹿杰不可置信地对我说。

"谁跟你逗了！我看你这对'熊猫眼'就知道你经常熬夜，对吧？"

"是，经常熬夜。"鹿杰肯定了我的判断。

"晚上熬夜，早晨起不来，早饭是不是也经常被省略？"

"你又猜对了！"

"那就没错了。我去年看到你的时候，就发觉你脸色泛黄，没怎么吃东西，临走出的时候还按着胃；因为脾五色主黄，再加上你的其他症状，我当时判断你的脾胃可能有问题。今天看见你的黑眼圈和吃完油脂丰富的曲奇饼干后痛成那个样子，我就判断你是胆囊出了问题。如没有意外，就应该是胆结石。"

"理由呢？"

"熬夜耗伤阴血，会造成肝阴亏虚、肝阳上亢，肝的疏泄功能就会异常，影响胆汁正常疏泄，胆汁壅滞在胆内日久，就会石化变成胆结石；再有，你经常不吃早饭，而每天早晨正是胃经当令的时候，每天这个时候胃会按时开始蠕动，胃一动，胆汁就随之分泌。胆汁是用来消化食物的，没有早饭可以消化，胆汁就被动地处于空运化的状态。空运化就没事干，没事干慢慢就产生了凝聚，凝聚日久就会凝结成石，变成结石。另外，胆汁壅滞还会造成肝胆湿热，这就是你眼白发黄的原因。不信你自己去照照镜子，看你眼白是不是偏黄。"我对鹿杰详细解释着判断的理由。

听完我的话，鹿杰立刻拿起他的镜面手机观察自己的眼白，并在第二天听从我的建议，去医院做了详细检查。

半年后，他的胆结石彻底痊愈了，也变成了我的男朋友。

Part

别忽视腰背臀，
因为它们是"照妖镜"

小丽一直手扶着小蛮腰

露露的腰突然变细了

张师傅腰上的"游泳圈"

孟大姐总是捶按后背

露背装出卖了她背上的"青春痘"

她怎么成了"单峰驼"

他为何总是捂着腰间

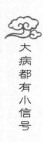

小丽一直手扶着小蛮腰

　　前几天，我在街上偶遇了初中同学小丽。真是女大十八变，当年那个干瘦黧黑，被同学叫作"丑小鸭"的小丫头，现在一张白白的瓜子脸，身材高挑，身段苗条，完全就是一只"白天鹅"。我见到她时，她正单手扶腰慢慢地在街上走，行动处如弱柳拂风，活脱脱就是一个林黛玉！

　　我们聊了几句，约定本月底约几个同学聚一下，就各自去忙了。月底聚会时，我就发现她的不妥了：27℃的气温她还套着毛背心，总是扶着自己的腰，跟大家聊天时老是一副心不在焉的样子，聊着聊着还会突然忘记自己刚刚说了什么……

　　出于医生的职业敏感，我把小丽拉到一边，问她是不是最近很容易感冒。她很惊奇地问我："你怎么看出来的？"我跟她说我现在是中医大夫，因为这两次见到她，她都扶着自己的腰，再加上今天我观察到的一些情形，我觉得她的身体状态确实不佳，肝肾亏虚的情况相当严重。

　　"真的呀！"小丽听了我的判断，将信将疑地说，"我最近这一年确实身体状态都不好，容易感冒不说，还总是睡不好，我一直以为是因为频繁加班，弄得身体亚健康，原来是肝肾亏虚呀？"

我问她："你有没有耳鸣的症状？"

"有！经常有！这不是因为熬夜吗？"小丽疑惑地问。

"有关系，但是，这和你的肝肾亏虚也有关系。中医学认为五脏与五官为表里，肾开窍于耳，肾气足则耳坚实，听觉聪敏，肾气虚则耳轮枯槁，耳鸣，耳聋。所以，你经常出现耳鸣，就说明你存在肾虚的情况。"

"原来是这样！"小丽恍然大悟地说。之后，她把我扯到一边，小声地悄悄问我："唉，老同学，我这半年多……"她停顿了一下，左右看看之后，才略显羞涩地继续说，"对夫妻生活完全没有兴趣。你说，这是不是也是因为肝肾亏虚啊？"

"你猜对了！真和这个有关！人肝肾亏虚时必然气血不足、精气不旺，整个人总觉得精力不济，加上睡眠质量不佳，自然就没有什么'想法'了。"我帮小丽分析着，然后又问她，"你是不是消化系统也不太好？经常没有食欲，还会有便秘的情况？"

小丽像被吓到似的突然睁大眼睛，表情夸张地问我："你光凭看，连这个都能看出来？！这也太神了吧？！"

我呵呵一笑，继续向她解释："这有什么奇怪！你穿的衣服都是包身款式，能看出身材很苗条，这样你微凸的小腹就显得有些突兀。还有，你刚才和大家聊天的时候，非常注意用手遮挡嘴巴，咱们两个现在聊天，虽然你也注意遮挡了，但我偶尔还是能闻到你的口气很重。因为便秘也是肝肾亏虚的重要症状之一，综合你的其他症状，猜出这个并不难嘛！"

小丽目瞪口呆地看着我，使劲拽着我的手说："天哪！你们中医太神了！光凭看，就让我无所遁形了，我使劲遮掩的口

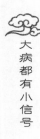

臭和便秘都让你发现了！神医，赶紧教教我怎么治疗肝肾亏虚吧？"

我被小丽叫得很不好意思，不过，还是为自己能帮到朋友而感到由衷的高兴。我给小丽介绍了一些适合她的滋补肝肾食疗方，并介绍了一位这方面的老中医，让她去好好看看，系统调理一下身体。

一年后我们再次聚会时，小丽穿着与当天气温相适应的白纱裙，腰肢款摆、摇曳生姿，再也不是那个扶着腰的病美人了。

露露的腰突然变细了

去年5月的一天，我上午出门诊的时候，接待了一位叫露露的女孩子。对她印象非常深刻，是因为身材并不消瘦的她，却有着古诗里形容的纤纤杨柳腰。老实说，她那细得有些夸张的腰，和她整个体态搭配起来并不协调，显得有些古怪。我当时的直觉告诉我，她今天来看病，和她的腰有关！

当然，做医生的不能武断地直接问病人："你是因为腰来看病的吧？"于是，我问她："你觉得自己哪里不舒服呢？"不料，她突然就哭了起来。原来，这个露露6月要举行婚礼，为了穿婚纱更好看，她从2月就开始用宽皮带给自己束腰。虽然把自己勒得很难受，有时甚至呼吸都有些困难，但想着自己

6月就可以当美丽的细腰新娘，她就觉得一切都值得。果然，她的腰在一个月内突然变细了，这让露露非常欣喜。

"那……你现在的问题是？"我看着哭泣的露露，觉得她再说半小时可能也说不到重点，为了不耽误后面候诊的病人，我决定直接发问。

"我，我，我从上上周开始就总是想去厕所。昨天下午和姐姐去买婚礼上用的鞋子，结果，结果……"没说完，她就又开始哭了。

"别哭，别哭，身体有问题，我们搞清原因才好治疗，尽快帮你恢复健康，当漂亮的6月新娘，你说对不对？"看着一个姑娘在我面前哭得泣不成声，我也有些不知所措了，只能尽力劝她别哭。同时，我观察到露露被泪水冲掉化妆品的脸——她的面色黯黑，眼睛下面也有黑黑的眼袋。

哭了一会儿，情绪平复少许的露露有些难堪地告诉我，她跟姐姐去买鞋的时候突然觉得下身一热，还以为是"好朋友"来了，赶快找了一个公厕，进去一看，竟然是失禁了，她当时不仅尴尬，更重要的是被吓坏了！她的身体明显是出了大问题！正是因为这个原因，她今天才来医院就诊。

听完她的讲述，再加上我看到的细腰和"黑面"，我已经大致推断出了她的病情。

"除了频繁想去厕所，小便的时候是不是会有不能痛快排尿，而且排尿时又热又痛的感觉？"我问她。

"大夫，您是怎么知道的？！"露露边擦眼泪边问，哭花的脸上布满诧异的神情。

"其实你现在的情况，是因为过度束腰，导致气、血、水液不能在体内顺畅运行，气郁不宣，郁而化火，火邪积聚在下焦，影响膀胱的正常气化引发的热淋。这个病的主要症状就是排尿不畅、尿频、排尿时感觉热痛等，是不是和你的不适症状一样？"我从中医医生的专业角度向露露作了简要的分析。

20年前，我也是露露这么大的一个姑娘，非常明白年轻姑娘"拼命也要美"的心态，加上多年行医的经验，我决定再说上几句："露露啊，人的肾脏就长在腰的部位，过度的紧束，会压迫肾脏，造成肾脏的器质性伤害，影响它的正常生理功能，严重的甚至会引发尿毒症，那问题可就严重了！刚才你哭的时候妆掉了一些，我看你的面色黯黑，中医学认为人体肾脏与五色的黑相关联，当肾出现问题时，人的面色就会显出一种不正常的黑。我怀疑你的肾已经受到了轻度伤害，建议你最好做个全面的检查。"

"这么严重啊？！"被我的话吓着的露露，一脸惊恐地问。

"什么事情都不能过度，不能违背自然规律。露露，我理解你想做美丽新娘的愿望，但是，健康的新娘才是最美丽的。你说对吗？"

那天看诊后，露露又来复诊过两次。6月底的时候，她最后一次来复诊，还送了我她婚礼时拍的照片，照片上的她腰线玲珑，却不再细得突兀，脸颊上也泛着健康光泽的美丽玫瑰色。

张师傅腰上的"游泳圈"

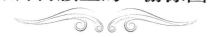

今年春节的时候我陪妈妈回老家探亲，才知道肚子上的"游泳圈"并不是坐出来那么简单的事情。吸脂、纤体霜这些外来物质可以让它暂时消失，但绝对解决不了根本问题。

事情的原委要从我在老家"客串"护士说起。老家的表舅在村里开了一家小诊所，医生只有他一个，另外还有两个负责治疗、发药和接待的护士。那天负责接待的护士请假，因为不需要太多专业知识，表舅便临时拉了我去替班。

那天上午的第一个病人，是村里的大队会计张师傅，来看病是因为拉肚子。表舅在乡间素有"神医"之称，我跟妈妈回来一周已经听很多人提过了，非常好奇"神医"怎么治病，就跟着张师傅进了诊疗室。张师傅坐定后表舅没有急着号脉，他仔细打量了张师傅一番，然后开口就问："你大便不好吧？"

"你咋知道？！"张师傅诧异地问。同时还转头看了看我，因为只有刚才帮他登记的我知道他看病是因为拉肚子，可我进来后没有跟表舅说过一句话。

"要不我是大夫呢！"表舅半开玩笑地对张师傅说，然后接着问，"你是不是腹部特怕受凉，一受凉就痛，痛了就得赶紧去厕所？解的大便稀还不成形？而且这大便还特黏，粘在便池上特别难冲干净？"

"对！全对！我的娘啊，我家那口子说你神我还不信，没想到你神成这样！"张师傅被表舅的一语吓得眼睛瞪得老大。

"哈哈哈，瞧你那样！我没啥神的，就是病人看多了，积累了一些经验而已。来，手伸出来，我给你号号脉。"表舅说完给张师傅号了脉、看了舌苔，又问了他一些问题，然后开了几服汤药，仔细嘱咐了用法，就送他走了。

回到诊疗室，我就开始追着表舅问，为什么看了张师傅几眼就能作出那么准的判断？难道他有特异功能？还说："表舅你就告诉我吧，我知道有特异功能的人都不愿意让人知道，我保证不说出去！"

表舅听我说完笑得眼泪都出来了，直说："你们这些城里孩子，没事老看那些个神了鬼了要不就外星人的东西，人都看傻了。哪有什么特异功能，我就是根据中医学望诊知识作的判断。"

"我不信！中医学的望诊能有这么神？"我不服气地反驳。

"真的！你听我跟你说啊，张师傅挺胖，尤其他那个大肚子，跟身上套了一个最大号的游泳圈似的，你看见了吧？"

我回想着胖胖的张师傅肚子上那一走路就会跟着一颤一颤的"游泳圈"，不禁"扑哧"一声笑了出来，说："看见了，表舅你说得真形象。"

"呵呵，那你觉得张师傅的胖是壮实还是虚胖呢？"表舅笑着问我。

"虚胖！"我想着张师傅那胖且看起来就很松软的胳膊和

肚皮，肯定地回答着。

　　"中医学认为这样体形的人属于脾虚湿盛体质。而且，村里大伙儿都知道张师傅好吃凉，他当大队会计又成天坐着，很少运动。这样很容易造成体内阳气生发不利，很容易造成体内寒气瘀积，再加上他原本脾虚湿盛的体质，夹杂而成寒湿困脾，主要症状就是遇寒腹痛，大便溏稀黏腻。"

　　表舅仅凭张师傅的"游泳圈"就作出了这样准确的判断，实在是让我佩服得五体投地。"神医"真是无愧"神医"之名啊！

孟大姐总是捶按后背

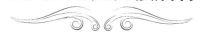

　　我们医院医务科的孟大姐是个精明爽利的中年女子，说话、办事都非常干脆利落，连走路都是虎虎生风的架势。因为她常常送各种书面通知或员工劳保用品到各科室，所以跟我们都很熟。

　　前天孟大姐来我们科送报表的时候，我发现她走得比平时慢了不少，完全没有了生风的感觉。还有，她在科里待了不到10分钟，至少捶了3次背，看起来很不舒服的样子。

　　今天下午我送科里一个病人去骨科会诊，又碰到了孟大姐，我便和她聊了几句——

　　"孟大姐，过来'传旨'？"

"去你的！我又不是太监！还传旨……"孟大姐边说边用一个治疗用的小木槌捶按着自己的后背。

我联想前天看到孟大姐时，她也在捶背，就问："大姐，您是不是背不舒服啊？"

"是啊！所以我到骨科来，看赵大夫有没有空，想请他帮我按按。"她说的赵大夫，是骨科主任，同事中谁崴了脚、抻了筋，都会找他按摩。

"您这是怎么弄的呀？抻着了？"

"没有呀，最近没干会抻着背的事情，不知怎么搞的，突然就会痛一阵，像针扎一样。"孟大姐告诉我。

我注意到她在跟我说话时不但捶按自己的后背，还会时不时地掐一掐，或者顺着经络的走向用手捋一捋。尤其是掐的时候，看起来还掐得很用力。

我看着都觉得痛，禁不住问："大姐，您那么掐自己，不痛吗？还是掐了没有感觉，后背发木发麻？"

"不痛！我掐后背就是因为后背发木发麻。唉！你怎么看出来我后背发木发麻的？"

"呵呵，前两天您去我们科送报表，我看您时不时地捶按后背，以为您是干活不小心抻着了，刚才您说没干会抻着背的事情，我又看到您除了捶按，还掐或者捋后背，就您那个掐法，我看着都痛，您自己却跟没事似的，只能说明您后背现在感觉麻木呀。"

"嘿！都说中医学望诊神，你这小丫头才毕业几年，眼就练得这么厉害啊！"孟大姐跟我半开玩笑地说。

"呵呵，瞧您说的，我差远了。"当着一屋子同事、前辈，我赶快自谦，同时说，"我觉得您的背痛，可能跟气滞血瘀有关。因为气滞血瘀导致的背部疼痛，大多数都会有麻木感或短时刺痛感，我注意您刚才捋后背的时候，方向都是顺着经络的走向，这也符合气滞血瘀导致背痛的症状。气滞血瘀阻塞经络，不通则痛嘛！"

"哟！说你胖马上就喘呀？这说得头头是道的，干脆你直接给我看了吧？咱就不麻烦赵大夫了。"孟大姐继续跟我开玩笑。

第二天下午，骨科赵主任来我们科给病人会诊，临走前特意拍着我的肩说："昨天我给孟大姐看了背，情况跟你说的完全一样。小姑娘专业知识很扎实，继续努力！"

虽然被夸得有些不好意思，我在心里还是不免有点小小的得意，同时又一次被传统中医学望诊的神奇深深震撼。

露背装出卖了她背上的"青春痘"

春天的一个下午，内科住院处的护士桃桃领着一个长相甜美、身段苗条的姑娘来找我，说是让我帮忙看看。我看这个姑娘脸色、精神都还可以，就问桃桃她怎么了。

"刘大夫，我也不知怎么了，就是……"这个漂亮的姑娘看样子是想自己向我说明情况，可是还什么都没有说清楚，就一副要哭的表情，看起来情绪很激动。

"别哭，别哭，我们慢慢跟刘姐说。"桃桃赶紧在一边劝她。

"是啊是啊，别急，事情总能解决的。"我也跟着赶紧劝，同时感觉姑娘的情绪化稍稍有些奇怪。

我和桃桃哄劝了一阵，姑娘的情绪总算平复了些，但还是不住地叹气。她脱了身上的西装小外套，转过身让我看她的背——这个姑娘穿了件露背款的连衣裙，外套一脱，就露出了背上满布的"青春痘"，有的红肿着，有的已经化脓露着"白尖"，看上去确实有点吓人。

"我知道了，这个是挺难受的，不过还好长在背上，不影响漂亮，姑娘你也不用急得直哭呀。"我想缓和气氛，便这样劝着。

结果，这姑娘听完情绪马上又开始激动，冲着我大叫："我是兼职模特，这样根本没法接工作！没有工作，我这学期的生活费怎么办？你这人怎么这么没有同情心！"

我被她吓了一跳，只能无辜又委屈地看向桃桃。桃桃满含歉意地对我赔着笑，把我拉到诊室外交代了一下大致情况。原来这个姑娘叫依依，是个大二学生，平时利用课余时间接淘宝模特的工作来赚取生活费，现在这样她根本没法工作。因为她经常做模特的一家淘宝店铺的老板，是桃桃护校时的同学，她就拜托桃桃帮依依找个医生看一看。

"我理解。可是，这个依依脾气也有点儿……"理解归理解，但我还是忍不住向桃桃抱怨。

"刘姐，你别生气，依依以前也不是这样的，最近不知怎么了，脾气变得有点儿古怪！你说，她这是不是疾病引起的症状啊？"桃桃向我倒出了她的疑惑。

"你是说这姑娘脾气以前不这样？"我再次向她确认。

"我跟依依不算熟，但也见过几次，她都挺正常的。我同学跟我关系很好，凭我对她的了解，依依要是一直这种脾气，她也不可能用她当模特的。对了，我同学说依依不久前失恋了，我猜她脾气变成这样，可能和这件事有关！"桃桃根据她知道的信息跟我分析。

听完之后，我拉着桃桃回了诊室。进门时发现依依正用手按着肋下坐在桌子旁边。看到我们进来，马上站起来道歉："刘医生、桃桃，对不起，我不是有意的，我真的控制不住脾气……"说着又叹了一口气。

我们赶快异口同声地说："没事没事，你别哭！"

我仔细看了看依依的脸和颈部，发现二者的质地、颜色都有差别，于是试探着问："依依呀，你化妆了吧？"

"是呀，因为最近皮肤特别差劲，肤质干而且毛孔粗大。"依依回答了我的问题，同时疑惑地看着我，不知我为什么这样问。

"那你最近是不是睡眠质量也不太好？还经常没有胃口、浑身没劲儿？"

"是呀！刘医生您是怎么看出来的？"依依惊奇地问我。

"呵呵，依依呀，我大概知道你是什么问题了，能治好的，别怕！"我笑着对她说。

"你的问题主要是肝气郁结，阴阳失调。背后的'痘痘'也是因为这个才冒出来的。春天是肝气生发的季节，一旦精神刺激造成气机郁结、肝失疏泄，就会引发情志抑郁，人就会变得急躁易怒、容易失眠；肝气不得疏泄横逆犯于脾胃，造成脾胃蕴热，湿热内生，熏蒸肌表，造成肌肤表面生疮和粗糙、干燥。这个'疮'，一般指的就是你背上的这些'痘痘'。桃桃说你前一段时间情感上有些挫折，我推断，那应该就是你现在问题的起因了。"我把诊断理由详细地告诉了依依。

"原来是这样啊！"依依和桃桃一脸了然，异口同声地说。

"是啊！所以不用担心，服药调养一段时间，再配合外用药治疗。你应该很快就可以继续你的模特生涯了。"我小心地劝着依依，生怕这个为肝郁所苦的姑娘再次情绪失控。

那天下午，在给依依仔细进行了看诊并且辨证开了合适的药物后，我和桃桃一起送她离开了医院。经过几个月的调养，依依的脾气好多了，背上的痘痘也明显少多了，现在的依依是个十分漂亮的女孩。

她怎么成了"单峰驼"

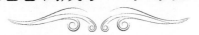

小桃是我中学时代的好朋友之一，她活泼好动、体能极好，高中时还取得了国家二级运动员资格，并借此被保送进了国家211工程大学，当年同学们都对她羡慕不已。她毕业后就马上结了婚，听说后来随老公去了欧洲，我们也是在那之后，就再也没有见过面。

今年春节过后，我突然接到了高中时班长的电话，说今年大家正好毕业整整15年，想组织一次比较全的聚会，希望大家尽量都去。他知道我当年和小桃很要好，还特别告诉我，这次小桃也会回来。我至少有十年没有见过小桃了，十分想见她。听到她也会去，我当即便毫不犹豫地表示，一定排除万难，坚决参加！

聚会那天，我早早到了现场，想看看当年的运动健将变没变。结果，我被她吓了一大跳——当年那个腰背永远挺直，脸颊上总带着健康玫瑰色，神采奕奕，走路带风的运动健将，现在脸色苍白、精神不振，整个人看上去委顿不堪，最为可怕的是，她的腰部鼓起了一大块，看着活像单峰驼的驼峰。

我赶紧走到她面前，问她："老同学，还记得我不？"

小桃抬眼打量我一番后，肯定地叫出了我高中时的绰号："胖妞！"又端详了我一番，跟我说，"你还是挺胖的！"我正要对她说我胖表示抗议，就看她一脸黯然，像是自言自语又像是劝我似的小声说："其实，只要健康，胖点儿或者瘦点儿又有什么关系……"

她的话听起来怎么像自怨自艾，我也觉得她的变化实在太大了，就试探着问："小桃，你身体看起来不是很好呀？"边说边把她拉到了会场靠边位置的沙发上。坐定后，小桃叹了口气，对我说："岂止不好，简直是糟糕透了！"

"怎么会搞成这样啊？我记得你以前身体很好呀？"医生的专业素养让我养成了凡事追根溯源的习惯，尤其是和身体健康有关的事情，我总觉得自己作为医生，有义务帮助被健康问题折磨的人，更何况这个人还是我的好友。

原来，小桃和老公刚到欧洲的那两三年，因为她老公还是学生，日子过得比较辛苦。她舍不得老公半工半读，就自己一个人打三份工，觉得自己身体壮实，辛苦几年没什么，肯定扛得住，多苦多累也从不当回事。结果，怀孕初期的轻度妊娠反应，也让她当成过度劳累没有注意，那个宝宝最终也因为妈妈的过度劳累而失去了。她流产后，迫于生活，没有彻底修养好就又去工作了。那时是初冬季节，欧洲公共场合又仅提供常温或冰饮用水，她自己感觉自那之后，她的身体就越来越差，变得没有力气、精神极差，稍稍睡少一些就觉得头晕目眩。尤其是她的腰，怕冷怕得厉害，稍微被风吹吹就会酸痛不已，严重时甚至都站不起来。

我想想她的"驼峰"，问："你腰上是不是放了什么保暖的设备呀？都鼓起来了。"

"嗯，我在腰上放了恒温取暖器，要不这种20℃的气温，我就得穿羽绒的护腰才行。"

"天哪！你这也太夸张了！"我确实被小桃20℃还要穿羽绒护腰这件事给吓着了，她以前可是个运动健将啊！

"真的！要不，稍微有点儿风，我第二天可能就会爬不起来。在国外我们去了好多家医院检查，都说我是免疫力低下，没有其他病变。做了好多种治疗，一点儿都不见效。我也再没有过宝宝，你说，我这辈子是不是不会有宝宝了呀？"小桃忧愁地对我说。

"小桃，你这个病，确实是那次流产没有养好造成的，不过肯定能治！"我从专业角度分析过后，信心满满地告诉她。

"那你就这么肯定？"小桃将信将疑。

"当然！你忘了，当初我考的是中医药大学，现在好歹也是中医科的主治医生了。"我很自豪地向小桃介绍我的职业。

"那我这到底是怎么回事呀？"

"你那次流产后，没有好好休养又过早接触寒凉，导致体内阳气亏虚，所以才会有精神不济这些问题出现。阳气亏虚引发肾阳虚后，你没有及时补益肾阳，还从事了很长一段时间的体力劳动，引起腰部气血循环不畅通，使肾气失养，造成了现在腰部畏寒至极，稍遇冷风即感酸痛难耐的情况。只有把自己变成'单峰驼'，才能觉得舒服些。"我阐述清楚了患病原因，看她一脸愁苦，忍不住在最后逗了她一句。

"去你的！你才'单峰驼'呢！"小桃果然反击。

"你放心！好好用中医治疗一段时间，就是'单峰驼'，也能生出健康的小骆驼的！"我继续逗她，她也忍不住笑了。

一个月后，小桃和老公回了欧洲，并在那边找了当地一位非常著名的中医医生开始系统治疗。第二年，她给我发的电子邮件里面附了照片，照片里的她一张素颜，脸颊上泛着美丽的玫瑰色。第三年，电子邮件的照片里不单有她，还有她的宝宝。

Part 8　别忽视腰背臀，因为它们是「照妖镜」

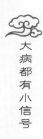

他为何总是捂着腰间

　　我上周去社区"送诊入户"时，碰到了一位很有意思的病人张先生。这位张先生来就诊的时候，双手捂着自己的腰间，看起来很痛的样子。要命的是，他还在不停打喷嚏，结果两只手一会儿捂着腰一会儿掩着口鼻，忙得是不亦乐乎。我带来负责抄方的实习生看着他的样子，坐在我对面偷偷地笑，我虽然觉得因为病人的举动而笑不太礼貌而极力克制，也忍不住嘴角上翘。

　　待他坐定后，我看到他的样子，就再也笑不出来了。当时的张先生双眼和鼻头都泛红，不停流鼻涕、不时打喷嚏，初夏的天气还穿着毛背心，明显是患了重感冒。而且，我看他捂着腰间的动作和脸上痛苦的表情，感觉他最大的问题还不是看起来已经很严重的感冒。

　　"张先生，您哪里不舒服？"做了病人基本信息登记后，知道了他姓张。我决定先找出他的症结。

　　张先生没有说话，只是掀起了他的上衣，让我看他的腰间。我这时才发现，他腰部左侧靠上的位置，长满了大片大片的红斑，上面还散布着成簇的、大小不等且充满黄色浆液的水疱，最大的有黄豆大小，小的和小米粒近似。

在我观察他腰上的水疱时，张先生向我讲述他的不适："我上周有点儿热伤风，觉得没什么大碍就没在意。结果周末的时候腰上就开始痛，不但长了红疹子的地方痛，还往上'蹿'，带得肋骨附近也痛。前天开始，我发觉红疹子上长了水疱。还老觉得嘴里发苦，什么都不想吃。大夫，你说我这水疱是不是湿气闹的呀？可湿气长水疱不会这么痛呀……"

听到这里，我先让张先生伸出舌头给我看了看，然后决定先简明扼要地向张先生说明病因："呵呵，你这病确实和湿气有关，但是湿热。"

"湿热？跟湿气有什么区别？中医学里还有湿冷吗？"张先生疑惑地问我。他提问题的时候，我仿佛看到了他头上飘浮的一个个小问号。

"呵呵，张先生您真风趣，中医学里也不是所有名词都有与之对仗的名词存在，湿冷这个说法是不存在的。您所说的'湿气'多因患者喜欢食用冷饮，或贪吃生冷瓜果等寒凉之物，损伤人体阳气所致，性质偏于寒凉。而'湿热'多因高温酷热后，人体感受外来夹带燥、火之气的湿邪，在体内郁积化火所致，性质趋于温热。"我先向他解释了一下"湿气"和"湿热"的区别。

"原来是这样，我大概明白了。但是，这跟我的病有什么关系呢？你是怎么判断我的病是湿热引起的呢？"张先生的困惑并没有消除，他继续困惑地看着我。

"我这样判断，是因为您腰上的红疹和水疱，是典型带状疱疹的症状。这种病中医学称为'蛇丹'或'火带疮'，多是由于人体湿热内蕴，化火困脾所致。您说上周患了热伤风，前天开始觉得嘴里发苦，没有食欲，这都是湿热困脾的典型症状。再有，我刚才看了您的舌头，舌苔又黄又厚，像在舌头上涂了厚厚的一层黄油一样腻腻的。这种舌苔是湿热困脾的典型诊断依据之一。通过它，我才作出了您是因为湿热困脾才得了这个病的最后诊断。"

张先生听完这番话，张大着眼睛向我点头，一脸"我明白了"的表情，很配合我做了全面检查，拿了药之后便走了。

这周我同事去"送诊入户"时，又碰到了来复诊的张先生。据同事说，他再三向为他复诊的医生说："你们上周那个大夫真是神了！光看看就知道我得了什么病，五服药下去，我的病就好了一大半……"

其实，张先生哪里知道，"神"的不是我，是伟大的中医学望诊。

Part 9

解放手脚，
让它们抓住"疾病"的影子

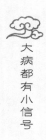

邱编辑经常扇动双手

　　舅舅和老邱是大学同学，还是同寝室室友，更是非常要好的哥们儿。毕业之后，他们各自开始自己的新生活。舅舅学以致用做了医生，老邱则干起了一直向往的文字工作。幸运的是，他们在同一个城市工作，所以时不时地聚到一起，喝酒聊天，畅谈理想。

　　今年，由于他们俩工作都比较忙，快半年没聚在一起了，只是偶尔打个电话，聊聊天。前一段时间，老邱给舅舅打电话，相约周末聚聚。周六傍晚，他们找了一间酒吧，坐在露天座，要了两瓶啤酒，边喝边聊。聊着聊着，舅舅发现老邱有些不对劲。他握着酒瓶的那只手总是不自觉地抖，完全不受他自己控制。而且，他还不时转动自己的脖子，动作僵硬可怕。

　　出于医生的职业敏感，舅舅问他："老邱，你最近是不是身体状态不太好啊？"

　　"可不！我最近工作太忙了，时常加班到深夜，弄得浑身腰酸背痛。再加上长时间不运动，一整天坐下来，身体都僵硬发直了。唉，现在有点儿后悔干文字了，还不如服从学校分配当个医生，这简直就是透支生命呀！"

　　"你少加些班吧，好歹你现在也是主编了，把工作分给编辑们去干，你不能事事亲力亲为，那非累死你不可！"舅舅劝道。

"嗯，你说得有理！"老邱说。

过了一周，他又打电话找舅舅说："也不知道怎么了，我听了你的话，这一周都没有加班，每天早早就上床睡觉。可是，手抖和僵硬的情况不但没有消失，反而更严重了。我经常能看见自己的手指不受控制地抖。你说，我是不是前一阵子太累了？"

作为医生，舅舅觉得老邱这次遇到大麻烦了。于是，对他说："我觉得你的身体不仅仅是累的，很可能是出问题了。明天下班后，我去找你，给你好好看看。"

第二天，下班后，舅舅就直奔了老邱家："老邱，你再把你的情况仔细跟我说说。"

他说："好。最近我总是感觉头、脖子和腰痛，手和腿有时候也会感觉酸痛。我以为是累着了，但歇了一个礼拜，不但没好，还更严重了。对了，还有就是上回你也看见的，手脚抖得不受控制。"

在他说话的时候，舅舅发现他的手和腿已经不受控制开始抖动了。就提醒他："老邱，又开始抖了。"

听完老邱的话，再看了他的身体的非正常表现，舅舅语重心长地对他说："老邱，你这不是累的，你这是因为血虚生风引发的问题，西医一般把这些症状归为早期帕金森病的症状。"

老邱一听"帕金森病"，马上就吓坏了："哥们儿，你可别吓唬我！我还不到60岁，要真是这个病，这，这，这不废了吗？"

　　舅舅赶紧劝他："你也别紧张，这也可能是你的职业病。你们当编辑的是不是经常熬夜看稿子什么的？"

　　"常事啊！"老邱回答我。

　　"那就对了！中医学认为熬夜会耗伤阴血，你长期这样，会因为阴血耗伤导致阴血亏虚，继而发生筋脉失养，虚风内动。所以四肢才会不自觉地颤抖，还显得僵硬。其实简单说，就是筋肉营养不够，抽搐了。"看老邱听得似懂非懂的样子，舅舅最后用白话作了形象的比喻。果然，老邱听了这句，马上就一脸恍然大悟的表情。

　　"说到底，还是我熬夜闹的呀！那就不怕了，最近我好好调调，以后少熬夜就是了！"他如是说。

　　"老邱，你还真别掉以轻心，我建议你最好去做个全面检查，没问题，咱们也买个安心呀！"舅舅说出了自己的意见。

　　"行！听大夫的！我明天就去做检查。"老邱痛快地回应了舅舅的建议。检查的结果和舅舅说的一模一样，自那以后，老邱开始注意自己的起居饮食，有规律地进行调养身体，现在他的手已经抖得不那么明显了。

看看生命线

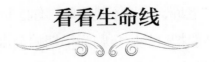

　　大学毕业之后，由于工作繁忙，除了同寝室的几个朋友，我已经好长时间没有与其他同学联系了。有的时候回忆起学生

时代的点滴，还真是十分想念大家。于是，前天接到班长电话通知，下周星期日举行同学会，我非常激动，一口就应承了下来。

聚会那天因为加班，我到得比较晚。刚进会场，就听到有人叫我大学时的绰号："竹竿！"我回头一看，原来是我的"前座"王星星，我笑着问道："'猩猩'，你也来啦？好久不见，最近咋样？"

"嘿！你报复心理咋还是那么强呢？你才'猩猩'呢！"小王马上反唇相讥。

"谁叫你先挑衅的！告诉你啊，我都当妈了！以后当着我儿子的面严肃点儿，让他知道自己妈妈是'竹竿'还了得！我身为母亲的尊严啊！"一说到才半岁的儿子，我身为妈妈的幸福感和自豪感油然而生。

斗嘴的同时，我看到王星星手上戴着一个很漂亮的玉镯子，就拉起她的手仔细瞧，顺便欣赏了一番她那保养得细皮嫩肉的小手。看到手掌的时候，我突然意识到，和她说孩子也许不太合适。我发现她手掌上示指和拇指之间，沿着金星丘画一个弧形而下降的生命线上有丘状隆起，上面还有很多横线，这代表这个人的子宫弱；此外，她的尾指有明显的弯曲，这代表手的主人卵巢功能不全。这些征象都表明，王星星不易受孕。

果然，刚才还兴高采烈的"猩猩"，一听到孩子，马上变得一脸黯然。她颇有些失落地感慨："你们都当妈妈了，真好。"

我疑惑不已，关切地问她："怎么了？"

她苦笑着说："没什么，就是看着你们都有了自己的宝宝，感觉很羡慕。"

我赶紧打趣地说："这有什么好羡慕的？你不也结婚了，跟你老公自己生一个不就得了。"

小王愁眉苦脸地说："我也想呀，可是，我结婚都两年了，一点儿动静都没有，婆婆跟老公都很着急。我都怀疑我自己是不是不能怀孕，老公让我去医院看看，可我又不敢去医院检查，怕真是这样。"说着说着，她的眼圈就红了。

我怕她真的哭出来，赶紧安慰道："别难过，我来告诉你原因。"

于是，我耐心地给她解释："你看，这条自示指和拇指之间，沿着金星丘画一个弧形而下降的线，就是生命线。如果生命线上有丘状隆起，其上多横线，那么，就代表这个人的子宫弱。尾指弯曲，则代表卵巢功能不全，不容易得子。你的情况就属于这样，所以，你也不用太悲观。你应该去医院做个全面的检查，然后，让医生给你制订出一个适合你的方案。放心吧，坚持治疗一段时间，你一定会有自己的宝宝的。"

小王听了我的话，去医院做了个全面检查，结果跟我说的差不多。于是，她积极配合医生治疗。半年后，好消息传来，她打电话告诉我她终于"有了"，还说："等我们家宝宝出生了，我带着老公和宝宝一起去谢你！"

瞧瞧智慧线

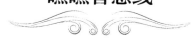

　　由于工作的需要，我到广州出差半年。因为不喜欢住在宾馆，就申请单位帮我在当地的一个居民楼里租了一个一居室。当我拖着大大的行李箱走进该小区的时候，迎面走来一个小伙子，看见我就笑着用很标准的普通话跟我打招呼："您好，我叫张达，您是要做半年短租的那位吧？"

　　我赶紧微笑着应答："您好，是的，就是我。我因为工作需要在这里住半年。"

　　张达说："您租的那套房子是我的，我现在就住在您隔壁那套房子里，以后您有什么事直接来找我就行。"张达边说边热情地帮我拿行李。他将我送到了房间里，对各种设施作了简单介绍后就回家了。当天晚上，张达一家还招待我吃了一顿晚饭。这之后，我们两家就这样你来我往，慢慢成了好朋友。

　　这样过了大约两个月之后，我发现张达总是面色苍白，精神疲惫。每次我劝他多休息，去医院看看，他总说："没事的，就是这几天累的，过几天就好了。"但是，这几天情况更加严重了，他开始又咳又喘。我感觉他的身体肯定出问题了，于是，晚上碰到他的时候，我直接将他拉到了我的房间，准备好好问问他。他还满不在乎地说："没事了。"我说："你把手给我。"

他犹豫了一下，最后还是乖乖地给了我。我仔细端详了一下他的手掌，然后指给他看，同时解说道："你看，这条位于手掌中央，从示指第三指关节腔的边缘开始，向小鱼际呈抛物线延伸，伸向中指、环指或小指下方的线，叫作智慧线。而你的智慧线中央出现了一个很大的岛纹，这就表示你的肺部功能较弱。"刚开始，他还不信。我问他："你最近是不是面色苍白，身体疲惫，咳喘无力，运动的话更严重。而且，还出冷汗，害怕吹风，很容易感冒？"听我这么一说，他才相信了我的话，问我该怎么办。

我建议他去医院做检查，并好好调理一番。这次他听从了我的建议，在我结束出差退房时，他的脸上已经能够看出健康的红润了。

林先生藏在手上的难言之隐

我念中医临床研究生的时候，曾有一段时间跟着一位男科专家出门诊学习，对其中一个病人印象非常深刻。那个病人是个小伙子，姓林，当时也就二十岁出头，人长得瘦而精神，很有几分时下小姑娘们喜欢的"花美男"的味道。

那天他进来时一脸忧愁，旁边还跟着一个面带怨气的年轻女孩，看两人互动的样子，不是夫妻就是情侣。我跟着学习的那位老师没有问他哪里不舒服，而是直接拉过他的手看了看，接着就问："小伙子，是不是夫妻生活出问题了？你现在应该前列腺肿大得比较厉害。排尿是不是也不太正常？"

这位林先生听老师说完，眼睛瞪得老大，问："大夫，您怎么看出来的？都对！我现在撒尿的时候也有麻烦，经常尿不出来，胀得慌。"

我的老师笑笑说："其实很简单，人的手掌靠近手腕一侧的生命线下面，有一块生殖反射区，显示的是男同志阳痿、前列腺的问题或女同志子宫方面的问题。我刚才看到你手上生命线的八字纹都分开了，末端有很大的裂纹直达这块生殖反射区，而且纹理比较深，就知道你的问题已经比较严重了。估计已经影响到正常的夫妻生活了。"

林先生说，他平常只要刚有点儿那方面的想法，下面就特别胀，但跟老婆在一起就不行，时间一长就阳痿了。结果，老婆认为他这样是因为在外面有了人，老是质问他说："你是不是在外面有人了……"还找碴跟他发脾气，家里从此不得安宁。

说到这里，他很委屈地看了看坐在身边的年轻女孩，对她说："你看！大夫都说我是病了，我真没对不起你。"

我看着他对着老婆装委屈的样子，觉得这对小夫妻真可爱，不禁想笑，还没等我笑开来，就听老师对他说："得了这种病，脚上外踝骨后边的生殖腺反射区肯定有痛点，摸上去有阳性物。我教你每天按揉这个区域5分钟，揉后再用云南白药敷。一周左右，你前列腺肿胀的情况就会有所缓解。"

这位林先生在学了按摩方法后，就起身告辞了。

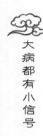
一个月后，我又在老师那里看到了林先生，他这次进来时春风满面，告诉老师他的情况有了很大改善，他们小两口的关系也开始和睦起来了。

看她手掌颜色就知道有病

孙阿姨是我的邻居，与我们对门而居。她为人热情好客，知道我和老公工作忙，平时对我们颇为照顾，晚上闲暇时，还会来我家串串门、聊聊天。有什么好吃、好玩的，也总不忘送一些给我们小两口。孙阿姨最大的爱好是烧菜，每次她做了新菜式，都会给我们端来一盘，请我们帮她品评。

最近一段时间，由于婆婆家里有事，我们就住在了那边，将近两个月没有回家。好不容易事情结束，我们刚回到家，就听到有人敲门。开门一看，原来是孙阿姨，看起来一副闷闷不乐的样子，我赶紧将她迎了进来，问道："孙阿姨，您这是怎么了？怎么看起来不高兴呀？又跟叔叔拌嘴了？"

孙阿姨一脸忧愁地跟我说："没有，我们老两口没拌嘴。丹丹啊，你看阿姨的手，怎么变成这样了呀？"

说着把手伸到了我眼前。我捧着孙阿姨的双手仔细地端详，发现她的双手手掌两侧的大、小鱼际与指尖掌面现在呈粉红色斑点与斑块，它的颜色红得就像朱砂一样。轻轻一按，鲜红的部位就会立刻变成苍白色。松开后又会恢复成鲜红。这是明显的肝掌，我意识到她的肝可能出现了问题，就问："阿姨，最近您还有其他什么不适吗？"

孙阿姨回答我说："我也不知道是怎么了。最近总是感觉特别容易累，时常恶心难受，腹部很胀，胃也很不舒服。原本我以为是胃病，就去大药房买了一些治胃病的药，但是，吃了却没有任何效果。而且，这几天皮肤都能看出明显发黄了，尿和痰也都能看出发黄。最糟糕的是，我老觉得烦躁，动不动就想发脾气，弄得你叔叔现在都躲着我，他说家里现在的气氛是'白色恐怖'。你们小两口都是大夫，能不能帮阿姨看看，我到底是怎么了呀？"

我对她说："从您手掌的情况和您说到的这些不适来看，我认为是您的肝出了问题。"孙阿姨惊讶地叫道："啊，怎么会这样？我怎么会得肝病呢？"

我安慰道："孙阿姨，您先别着急，听我慢慢说。中医学认为肝病多是由忧郁、思虑、悲伤等情绪导致肝气郁结引发的，您喜欢把跟叔叔拌嘴当消遣。难免有时候逗着逗着真急了，生气伤肝，我不说您也肯定知道，对不对？"

"都是那死老头子！尽惹我生气！"孙阿姨懊丧地说着。

"呵呵，您也不能都怪叔叔呀。"我微笑着劝解孙阿姨，然后继续给她分析，"肝气郁结停滞久了，就会导致体内血瘀，引发瘀积、肿块等问题。严重了，就是咱们平时总听说的肝硬化。您可一定要注意，别不当回事呀！"我觉得孙阿姨的问题必须要让她重视起来，就故意把问题说得严重一些，好引起她的高度重视。

"这么厉害呀？那我还是明天就去医院好好看看吧！"孙

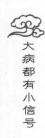

阿姨果然觉得事情严重了，当即作出了第二天就去检查的决定。

万幸的是，第二天下班的时候孙阿姨告诉我，她今天去合同医院做了全面检查，医生说她没有大问题，稍加治疗就可以痊愈。

徐总的手掌看上去像套了铠甲

我和老徐是中医学院的同学，在一起度过了五年美好的青春时光。虽同样就读于中医学院，但是老徐对于中医实在缺乏最基本的兴趣，他一心想要下海经商，读医学院纯粹是家里父母的意愿，用他的话说，"不是这样，我才不会来到这里活受罪"。所幸，毕业之后我们都彻底独立了。 虽然我们各自有了自己的事业，平时见面的机会不多，但是感情却一点也没有生分，我们还是时常联系。上周的一天，我值完夜班正和接班的值班同事查房交接时，电话突然响了，我拿出手机一看，是老徐。我接起来笑骂说："真是稀罕呀！徐总能拨冗想起我来了，怎么的？是不是要请我吃饭呀？" 还没等我说完，老徐就打断我的话，说："老同学，吃饭是小事，身体可是大事啊，要不是太痛苦，我也不会给你打电话了。"

老徐的声音低沉，一点也不像他平时的样子，我意识到是真的出事了，马上收起玩笑说："你在家吗？你等着，我用最快的速度赶过去！"查完房，我用最快的速度和同事做了交接，便驱车赶到了老徐家。他来应门，我被他的样子吓了一跳——他全身裹得严严实实的，完全像变了一个人，面色晦暗，容颜憔悴，脸色惨白。我的心一下子提到了嗓子眼，心想：一个月不见，人怎么变成这样了？就问他到底怎么了。 老徐浅声慢语地说："你看我的手，看着像蜥蜴的爪子似的。"他说着把手慢慢伸到了我的眼前。 我看到老徐的手后，吓了一大跳——他的手上全是一片一片都是结痂斑，有些地方还有黄色渗出液干了之后留下的硬痂。没有痂的地方还有水疱，看着就像恐怖电影里蜥蜴怪的爪子，又硬又吓人。"天哪！老兄你这是怎么了啊？"我失声惊叫。"一个月之前，我就感觉身体不对劲，总是感觉喉咙里有一口痰，又吐不出来，而且食不知味，但是对重口味的饭菜却非常爱吃，就为这，我还常常被家里人念叨，说口味太重对身体不好。这个和我这病有关系吗？"老徐疑惑地问我。不等我回答，他又接着说道："我最近还感觉胸闷气短，经常呼吸困难，而且工作太忙，就没有放在心上。结果这一拖，就拖成了这样，唉！"老徐愁眉苦脸地对我说。 听到这里，我心里的大石头反而放下了，脸上露出了笑容。老徐看到我笑了，马上就急了，大吼道："你什么老同学啊！我都这样了，你还笑得出来？""你啊，谁叫你上学的时候不好好上课来着，这么明显的症状都判断不出自己怎么了，你能怪谁？""那……我到底是什么病呀？"老徐满脸疑惑地问道。"你这个毛病说大不大，说小不小，关键就在你自己肯不肯好好调理了。你看你自己的手，上面一片一片都是结痂斑，而且还有水疱，看着跟套了一层铠甲似的。再加上你刚才说的那一系列症状，这明显就是生活没有规律加上过食肥甘厚腻，导致体内生湿生痰，痰湿凝聚引发的。你手上这些水疱就是湿气发于体表引发的手部湿疹。你呀！平时工作起来跟不要命似的，又有一堆没完没了的应酬，常年的饮酒过量，身体严重透支，这病才会缠上你！以后你注意点儿吧，挣钱虽然重要，但也不能不要命呀！"我言辞虽不客气，说的却都是真正的朋友才会说的实在话。老徐听了之后，一脸的若有所悟，一把用他那布满水疱、厚痂，像套了铠甲一样的手攥住我的手说："老同学！你这才叫真朋友！我都听你的！"

从那天开始，老徐非常注意自己的饮食起居，慢慢地，手上的水疱、厚痂都消失了，其他的不适症状也都没有了。

形状怪异的指甲

我和小静是从小一起玩到大的朋友，感情非常好。即便长大后我们都有了各自的事业和家庭，工作忙碌，但是我们仍旧保持着紧密的联系，和小时候一样，有空就会往一块儿凑，说说自己的工作、丈夫和孩子，这样的日子对于我们来说真的非常难得。

上个周末，我们在隔了半年之久后第一次相约见面。见到小静后，我被她吓了一跳——以前的小静虽然身体也不好，但脸上好歹还有淡淡的血色，这次见到的她，面色苍白不说，整个人看起来有气无力，说话声音都比以前低了很多。我觉得她这个状态不适合逛街，就提出一起去她家坐坐。我们到她家后，她马上就躺倒在床上，说实在没力气了，先歇歇再说。

我去倒了杯热水给她，并问她哪里不舒服。在递杯子给她时，我发现她的指甲前缘上翘，使得指甲的形状看起来像一把小勺子。

小静告诉我她上周感冒了，吃了一些药已经好多了。但是，从医生的专业角度来看，我觉得她恐怕不是感冒那么简单。因为她身体一直就不是很好，小时候就很容易生病，类似症状以前也有过，只是她一直不当回事，迟迟不肯去做全面检查。于是就想让她去医院做检查，她却执意不肯。执拗不过，我只好在家里帮她做一个简单的检查了。

"小静，生病不是小事，不要当儿戏，你有什么症状可以告诉我。"我温柔地说。

"我只是感觉最近身心乏力，总是犯困，而且睡眠不好。"

"那么在饮食方面有没有什么异常？"我继而问道。

"嗯。这些天也总是感觉食不知味，没有胃口，而且总是什么都没吃，却觉得很撑。"小静回答说，这时，我已经大概知道了她的病情，心里非常清楚，这哪里是什么感冒，这小丫头片子分明就是在骗我，这让我更加放心不下。于是我对她说："明天来一趟我医院，我觉得你这病需要抽一点血做个化验。"她一开始还是不肯，后来我和她老公一起哄劝加恐吓，才让她勉强答应。血液检查的结果表明，小静患了贫血，情况还比较严重。这让小静困惑不已。

"我怎么突然就贫血了呢？"她问我。

"你从小身体就不好，还讳疾忌医不肯好好看病。病得久了，身体就会虚弱，而且是气血皆虚。日久成了'虚劳'，就会造成脏腑亏损、元气虚弱，气血生化功能受损。造不出血，还能不贫血呀！"我尽可能用小静听得懂的语言向她解释造成贫血的原因，然后又补充了一句，"还有，那天咱们约了逛街，半路你就不行了，我跟你回家时发现你的指甲长得像勺子一样，这是贫血患者才会出现的，所以我才那么拼命地要你去做血液检查。"

小静听了我的解释，若有所悟地点点头："原来是这样呀！"

这时，她老公插进来问道："以后有病还不去医院自己扛着不？"

小静不好意思地"嘿嘿"笑了。

从她的中指，我看到了疾病

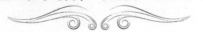

我大学毕业后留在了珠三角，在一家规模不小的中医院供职，还和同样留在珠三角工作的表姐一起租房生活。表姐在一家国企上班，在公司里有一位非常要好的同事，名叫文娟。她和文娟本就是大学同学，毕业后又被分到了一个单位，感情自然不一般，所以文娟姐是我家的常客。

我因为工作出差了一个月，回来后一周都没有见到文娟姐来家里玩儿，我觉得很奇怪，就问表姐发生了什么事。

她说："文娟最近一段时间整个人瘦了一圈，脸色也很差。老说自己累，下了班就回家歇着，所以一直没来。"

"那她没有去医院检查吗？"我急忙问道。

"去了，怎么没去，在市第一医院看的，医生说是心脏的问题，开了一堆药，吃完不仅没有好转，还越来越严重。"表姐说。

"文娟姐没去看看中医吗？"我试探着问。

"没有。哎！对呀！你不就是现成的中医大夫！明天请一天假，跟我去文娟姐家看看她去！"

"姐啊！我刚刚出差回来呀！"我装出悲愤和表姐闹着玩儿。

"救死扶伤是你们医生的天职吧？你文娟姐平时对你那么好，你也好意思说！"表姐反将一军差点把我噎死。

到了文娟姐家，我看她面色苍白，少气懒言，的确像是心脏出了问题的样子。但是，直觉告诉我问题没这么简单，不然不会吃了那么多治疗心脏的药物还不见好转。于是，我按照中医传统的诊疗程序一项项做过去，在给她号脉时，我发现她的中指相较于其他手指，显得非常苍白细弱，再联想刚才看到的她病恹恹的样子，终于明白了问题的根源出在哪里。

"文娟姐，你确实是心脏出了问题，但是光治心脏解决不了问题。"我对她说。

表姐和文娟姐一起困惑地看着我，终于，表姐忍不住问："请问你说的是中文吗？我们为什么完全不明白？"

"哈哈，且听山人慢慢道来。"我开玩笑地说。

"赶紧招！不然给你动刑了啊！"急脾气的表姐威胁道。

"好，好，我招了。你们俩看看文娟姐的中指，是不是比其他手指苍白，比其他手指细？"我问她们两个。

她们两个一起端详了许久才回答："嗯！确实是！"

"人体的手厥阴心包经巡行通过人体中指，中指这个状态，就说明人体的心功能确实比较差，原因是心血不足，心失荣养。所以，治疗时光治心不行，要治疗病根，促进人体内血的生化，血足了，心有所养，这个病就好了。"

"那该怎么治？"她们两个一起问我。

"中医学认为肝主管生血，所以在治疗这个病的时候，应该先从肝治起，让血生化有源。"我把简要的治疗原则向她们作了说明。然后给文娟姐开了汤药，让她先吃着看看是不是管用。

一周后，气色有了明显改善的文娟姐又在我家出现了，我们三个快乐地玩成了一团。

看看自己的环指

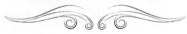

我出生在一个中医世家，舅舅是当地非常有名的中医大夫。因为工作的原因，认识了本市小有名气的电视台主持人晶晶。

一次，我在舅舅的诊所"偷师"，正巧碰到晶晶来看病，她伤心地对舅舅说，她三年前和自己大学时代的男朋友喜结连理，婚后他们一直想要个孩子，可三年了一直未能如愿。为了这个，她老公的脾气越来越大，她也对要孩子越来越没有信心。

舅舅安慰了她几句后，准备先给她号脉，看看问题出在哪里。她一伸出手，舅舅发现她的环指与其他手指相比显得短而细，再仔细观察这个手指的指纹，发现第二指节的指纹看起来很散乱，马上就明白了她的问题所在。

舅舅当即没有号脉，而是直接对她说："晶晶，我知道你的问题出在哪里了。"

晶晶疑惑地问："您没有号脉，也不做其他检查，就看了看我的手，这就下诊断了？就算您是世家出身，这也太神了吧？"

我觉得，在晶晶眼里，舅舅已经变成欺世盗名的神棍了。舅舅笑笑说："你先别急，听我说完你再判断我说的是不是有道理，好吗？"

"好，您请说。"晶晶还是不太服气。

"中医学的指诊中，认为人的环指是'药指'，它的状态与人体的健康状况十分密切，能够准确地反映出人体泌尿、生殖系统的状况和筋骨的强弱。环指太短的人，通常都有体力不佳、元气不足、肾虚不孕的问题；第二指节代表筋骨的强弱，这里指纹散乱的人，筋骨较细小而衰弱，大多体能较差。你看，是不是和你的情况很像？你会经常感觉疲倦、乏力、睡不好，对吗？"舅舅详细地解释给晶晶听。

"对！我确实有这些问题，我还以为是自己平时工作强度太大，用脑过度的关系呢。"晶晶说。

"呵呵，和这些有关，但是这些不适和你本身的体质也有很大关系。"舅舅向晶晶解释道。

此时，晶晶已经完全信服了舅舅的解释，像抓救命稻草一样一下子攥住了他的胳膊，说："大夫，麻烦您仔细给我看看，我和老公想要个孩子已经快想疯了！"

"别急，治病可不能一蹴而就，我先给你仔细看看，慢慢调理一段时间。等身体准备好了，宝宝自然会来拜访你们的。"舅舅微笑着劝她。

那之后，晶晶在诊所治疗了一年半。今年3月间，舅舅接到了她的一个电话，她在电话里兴奋地告诉舅舅，她在妇产医院，刚刚确诊，她有宝宝了。

朋友的小手指看上去有些怪

小叶是我在网络手工论坛认识的朋友，她上周星期五约我周末去她家一起做布艺，我想周末不用值班，就答应了下来。

周末时，我带上自己的布艺工具又买了一些水果，就直奔她家而去了。到了她家，小叶把我迎进她家后，我们略作休息就开始了"布艺之旅"。一起做拼布图案时，我看见她的小手指有点怪。出于关心，我抓起她的手看了一番，不看不要紧，一看吓一跳。她的小手指看上去有点发颤，皮肤颜色与正常的颜色略有差异。我很是着急，就问她："小叶，最近怎么了，是不是哪里不舒服？"

小叶知道我的家人都是医生，我也懂一些，就把她的身体状况告诉了我："最近是有点儿不舒服，小手指在做事时，总是用不上力，经常处于麻木状态。还出现心慌、胸闷的症状。每天总觉得有什么事憋在心里，但仔细想，没有什么事。还有，我有时会觉得心口痛。你是医生，你觉得我这是怎么了？"

小叶跟我说话时，我发现她呼吸频率短而快，还会时不时地咳嗽。我看到这些，再联系她自己讲述的不适及奇怪的小手指，我心里已经得出了一个大概的结论。

我对小叶说："看你这些情况，我觉得你的心脏出问题了。"紧接着，我给小叶细细地道来，"你看，人的手指通常与五脏六腑有相应的对应关系，如果大拇指感觉到麻木，则表明人的肺部出现了问题。如果人的示指感到麻木，则表明大肠的消化方面出了问题。如果中指出现麻木，则表明心包经不好，冠状动脉出现了堵塞。环指感觉到麻木，则表明人的气血不顺。至于小指，人体的手少阴心经经行此处，一旦出现异常，便是心脏出现了疾病的信号。还有，你看你的小指，明显比其他的指头细，则可以猜测到你平常的精力不足，小肠也出现了问题。我说的这些，你平常有没有感受到呢？"

听完我的话，小叶觉得恍然大悟，马上问："那怎样做才能治好我的病呢？"

我对她说："我建议你马上去医院做一个全面的检查，作出明确诊断后，及时治疗。"

小叶同意了我的建议，说："那好吧，我现在就去收拾。"

十分钟后，我们一起坐上了去医院的出租车。检查的结果正如我所料，小叶患了轻度的心肌炎，好在情况不严重，不致危及生命。她在医生的建议下，住院治疗了一周便痊愈出院了。

通过指甲颜色看健康

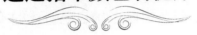

过完忙忙碌碌的一周后，我觉得应该在周末好好放松一下，于是给经常一起打乒乓球的小张、小谢打了电话，约他们一起打球。他们两个都非常爽快地答应了，约定大家星期六下午在我家社区的居民健身中心见。

星期六到了，我们在约好的时间分别来到了健身中心，玩了将近3小时后，一起去了附近的饭店吃午饭。席间，我意外地发现小张的整个指甲颜色全呈白色，边上还有一圈深色的边。出于医生的敏感，我觉得他出了问题，就问他："小张，你最近有什么不舒服吗？"

"哎！你怎么知道的？"小张惊奇地问道。

"小张啊，刚才你帮我夹菜，我发现你的指甲整个都是白色的，不像一般人一样带有粉红色，而且周围还有一圈深色的边，这可不是好征兆啊！"我对他说。

"确实，我最近总觉得没有胃口，吃一点儿就觉得撑得慌，吃稍微油腻一点儿的东西就会觉得恶心。"小张边回忆最近的不适边向我陈述。

听了他的话，我愈加确定了自己的判断，对他说："小张，我觉得你的肝出问题了！你指甲的那个异常，在中医学手诊里面是肝病的重要信号。还有你刚才自己说的那些症状，你想想看，和以前学校里健康教育时说的肝炎的初期症状像不像？"

"还真是啊！"小张回想了一下，然后回应了我。然后突然大叫："哎呀！肝炎传染！你们两个跟我一起吃饭，别把你们也传染了！"

他这么一说，一直在边上边吃边听我们两个聊天的小谢吓得一下子扔了筷子，惊恐地看着我们两个。

"哈哈，你也不用那么紧张，并不是所有肝炎都传染。中医学把肝炎归为'黄疸''胁痛''虚劳''积聚'的范畴，认为正气虚弱则是致病的基本因素，人体感受湿热疫毒之邪是主要病因。小张是做业务工作的，平时免不了喝酒、熬夜，这些都容易损伤肝阴，并造成体内湿热炽盛，引发以湿热留恋、血瘀脾虚为主的淤胆型肝炎。这种肝炎通常都不是传染性的。"我向小谢解释。

小谢听完长舒一口气，然后对小张说："你赶紧看看去吧？这样对你自己身体不好不说，真把大伙儿都传染了，也坑了别人不是！"

小张也觉得这样对不起大家，面带羞报的连连称是，说一定尽快地去检查。第二天，小张就去医院检查了，果真是"淤胆型肝炎"。通过两三个月及时积极的治疗，真的彻底痊愈了。

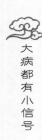

王奶奶把膝盖捂得真严实

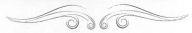

　　王奶奶是我家住在大杂院时的邻居，旧城区改造时又和我家搬到了同一个小区，住在我们那栋楼的七楼。天气好时，她会出来晒晒太阳；要是一连几天天气不好，她就会一直待在家里。为此，他的老伴常常提醒王奶奶多出去走走，活动活动筋骨，这对身体有好处。只是王奶奶的身体虚弱，每次都要在儿女的帮助下才能去晒晒太阳。她不愿意总是麻烦儿女，所以还是常常整天都不迈出家门一步。

　　一天，我正在家休息，电话突然响了起来，接起来一听，是王奶奶的老伴打来的。老爷爷很不好意思地说，王奶奶这几天一直膝盖痛，因为这几天他们的儿女都很忙，就没有麻烦孩子带着去医院。这会儿她实在痛得受不了了，孩子们都离得远，如果我有空，能不能过来帮个忙……多少年的老邻居，我小时候也没少麻烦王奶奶老两口帮忙看顾，我自然不会拒绝，挂了电话就赶忙去了七楼的王奶奶家。

　　进门一看，王奶奶坐在沙发上，初夏的天气里，她居然用一床薄棉被把膝盖捂得严严实实，脸上的表情痛苦不堪。刚才来给我开门的爷爷也是愁眉不展。

　　我赶紧问："奶奶，您这是怎么了？"

"唉，我的膝盖特别痛。"王奶奶痛苦地告诉我。

"怎么会这样呢？"

"我年轻的时候，正赶上全城挖防空洞备战，天天待在阴冷的地下，膝盖就落下了这个毛病。平时着凉痛了，用热水袋敷敷就没事了。这次不知是怎么了，痛起来怎么敷都不行，只有这么捂着才舒服一点儿。"

我听完王奶奶的话，心中有了大概的答案。

"奶奶，我怀疑您是得了风湿病。"

"宝贝呀，你可别吓唬奶奶！我这就是'老寒腿'，怎么就成风湿病了呢？"

"奶奶，我真不是吓唬您，我大学上的中医学院，这个您跟爷爷都知道，对吧？"

"对，你考上大学的时候，咱们还没搬家，都住在大杂院。我还跟你爷爷说，人家那闺女真有出息，比咱的孩子强！"

"呵呵，瞧您说的！我那是运气好考上的。"我被王奶奶说得有些不好意思，赶紧自谦了一句，然后告诉她，"中医学认为风湿产生的初源是人的体质虚弱，我听爷爷说过您年轻时身体就比较弱，也就是说您本身就具备患风湿的初源。您说的当年挖防空洞落下的毛病，其实是感受了较为严重的风寒湿气，这些风寒湿气随着血液循环进入人体经络，留在了关节里，所以您的膝盖这些年遇冷就会痛。因为一直没有根治，这些寒湿之气长年累月地沉积后，就形成了风湿。"

听我说完，王奶奶和老伴听得目瞪口呆，连说这可怎么好。我赶紧劝说老两口不要紧张，是不是风湿还要去医院具体检查确诊，我只是推测，当务之急是赶快陪王奶奶去医院，想办法止痛。

两位老人听后，觉得我说得有道理，便赶快收拾了一下，在我的陪同下一起去了医院。检查结果确实是风湿，通过一段时间的治疗，王奶奶的不适症状明显减轻了。

通过夏爷爷的步态看健康

夏爷爷是我们大院里的老军人了，自从退休后，就整天待在家里专心研究中外战争史，每到傍晚的时候，就会看到他迈着标准的步子，昂首挺胸，以丝毫不减当年的风采走进军区退休干部活动中心，和那些老战友交流交流心得，下下象棋什么的。我们几个住在同院的小辈儿就经常望着他的背影羡慕地说："嘿，您瞧夏爷爷，身体真棒，走路咔咔的，都带风，准能活个199岁！"

可是没过多长时间，我就发现老爷子的腿脚似乎出现了一些毛病，走路速度明显地慢了下来，也不像以前那样熠熠生风，没走几步，就会停下歇歇，还有好几次我都看见夏爷爷扶着凳子艰难地坐下来，痛苦地对膝盖不停地揉揉捶捶，还不时地擦擦额头渗出的汗水。

我看着夏爷爷这副样子，心中不禁泛起了嘀咕，这老爷子最近怎么了，会不会是一些什么病的前兆？

有一天下班回家路过街心花园，就看见夏爷爷在翠湖旁扶着栏杆，一步步艰难地走着，我心有不安，走近对夏爷爷说："夏爷爷，您老最近是不是腿脚不好使啊，我经常在窗户边看见您一个人对着自己的这双腿发呆啊。"

"唉，快别提了，想当年在部队上我可是有名的十项全能冠军，要跑要跳，这腿脚利索着呢，谁知道老了老了，这腿脚竟然跟我闹起别扭来了，关节处时不时地剧烈疼痛，经常痛得我整夜整夜地睡不着觉，整条腿跟灌了铅似的，走路都要费上好大的劲。"

我一听，心中打起了小鼓，忙问道："您是不是经常感觉浑身乏力，沉重酸胀，多汗、心烦而且怕风冷。关节有的时候甚至很僵硬，难屈难伸啊！"

"小段啊，你怎么知道得这么详细，真是说到我的心坎上了，现在这副样子，真叫我有点适应不了啊。我感觉老了怎么就这么的没用呢。"夏爷爷瞪着诧异的眼睛无奈地对我说。

我笑了笑，扶着老爷子在湖边的椅子上坐了下来，慢慢地对他说："夏爷爷，您不必担心也不用难受，我是学中医的，从中医学的角度上来说，您的这病属于股骨头坏死病变，人到中年以后，肝肾开始虚弱衰竭，气血有所不足，人的活动量减少，加之外受寒邪湿气的影响，很容易使得关节出现病变，加之您在部队上摸爬滚打了一辈子，年轻的时候运动量过大，肝肾功能受到了一定的影响。到了老年，就非常容易出现这种症状了。"

"小段，那你说，我这病能治好吗，虽然说不会危及生命，但老这么痛着，我这把身子骨也受不了啊。"

"夏爷爷，您放心吧，现在医疗技术这么发达，您这点儿病啊，还是很有治愈的希望的。我劝您啊，尽快到医院好好检查检查，趁早查出具体病症，好对症下药，解除痛苦啊。"

听完我的分析，夏爷爷第二天就携老伴到医院做了全方位的检查，积极地配合治疗，一年过后，您再看，嗬，当年的夏司令又回来了！

抬着脚跟走路的新同事

小张是我的高中同学兼死党，我们经常私下里坐在一起说着近来的新鲜事。有相当长的一段时间，她总是对我说起她公司那个新上任的部门经理大刘，说他长得十分帅气，风趣幽默，私下里也经常和他们聚在一起，说说笑笑的，大家对这个新同事兼上司都很喜欢。

可是最近几个星期，她一反常态，总是闷闷不乐，愁眉苦脸的，好像有什么心事。一天下午，她来到我的办公室，对我说："王姐，我们刘经理最近好像病了，我看他走路总是一瘸一拐的，还提起脚跟。听我说你是医生，他就想来看看，他现在就在外面呢。"

"你这人，人都在外面了才跟我说，还不赶快让人进来。"

过了一会儿，推门进来了一个满脸愁容的，一看就是高级白领的男人，他跛着脚走到我面前说："王大夫，听说您医术高明，还请您帮我治治这病。"

"别急，您慢慢说，说说您哪儿不舒服。"我安慰着他。

他说："大概在两周之前，我的左脚后跟部位总是一阵一阵地痛，尤其走路的时候，痛得特别厉害，只能提着脚后跟一瘸一拐地走。麻烦您帮我看看，我到底是怎么了？"

"您的这个症状，就是我们常说的足跟痛，是一种常见的疾病，尤其是像您这样在办公室久坐的白领，是这个病的高发群体。这病不是什么大病，也不危险，但是却会给病人带来不小的痛苦。"我对刘经理说。

"您说，我怎么会得这个病呢？我的身体一向挺好的呀。"刘经理困惑地问我。

"这种病特别容易找上您这样的白领人士。这是因为白领们经常坐在办公室里，缺乏一定的锻炼，导致足部局部血行缓慢、瘀血阻滞，进而脉络被阻，导致气血运行不畅而产生针刺般的疼痛，并且主要集中在一个部位且痛有定处，使您的行走受到了很大的限制。当然，有时候肝肾亏虚也会引起这种疾病。"

"按您的说法，我应该怎么治疗才能让我尽快摆脱这个痛苦呢。"他听完焦急地对我说。

"其实，我们国家的中医就有很好的治疗办法。我建议您可以试试贴膏药，也可以选择打封闭针，这个效果更快一些。当然，想要彻底根治，还是需要一定时间的。"我将治疗足跟痛的临床常用方法告诉了刘经理。

"治病要治根这我还是懂的，只要能消除病根，我一定积极配合治疗。"刘经理坚定地对我说。

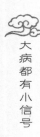

经过长达半年之久的治疗，这位刘经理的足跟痛慢慢地被根治了，现在，他逢人便说，能正常走路，真好！

漂亮女孩的肿脚踝

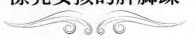

夏天来了，许多女孩都穿上了漂亮的裙子和高跟鞋，可是年仅10岁的小邻居点点，却怎么都不愿意穿裙子，大热天也要裹着长长的裤子，为了这，她妈妈刘阿姨也没少说她，可她就是打死也不穿。

有一天，趁着刘阿姨在院子里聊天的机会，说起了点点，我说："经常见您为了点点穿裙子的事生气，是点点不喜欢穿裙子吗？"

刘阿姨抱怨地说："不是的。点点从小就喜欢穿裙子，这不，前段时间还缠着让我给她买了两条新裙子，可是现在这会儿，又死活不穿了，真是气死人了。这孩子，脾气偏，犯起偏来九头牛都拉不回来，说不穿就是不穿，唉……"

"小孩子，她这么抗拒穿裙子，您问过她原因吗？"

"原因？我还真大意了，哦，对了，有一次她跟我说过，她再也不穿裙子了，她说她的脚踝现在变得很粗，在学校里，同学们都笑话她。不过，我也发现那小丫头最近'脚脖子'粗得有些不成比例。您说，有小孩光胖脚的不？"刘阿姨回忆着说。

听了这话，我觉得点点肯定是得了什么病了。就继续问："点点以前有过这种状况吗，除了这些，点点还有其他反常的地方吗？"

"反常？那倒没有，我就是看她的脚脖子变粗了，跟肿起来似的，吃饭也没有以前多了，能明显看出瘦了。对了，她还经常说觉得累，我看她也老是一副昏昏欲睡、打不起精神的样子。有时候，早晨起来我还发现她的手指头、脚指头这些地方的皮肤有些皱皱的。"

"她打不起精神，脚踝肿胀，体重下降，早上手指、脚趾的皮肤还会发皱？"我吃惊地问。

"是啊，我以为是孩子脾胃不好，还给她买了好多健脾丸呢。"

"刘阿姨，点点身体的问题确实和脾胃有关，不过，吃健脾丸可不管用。我觉得点点这个脚踝肿，恐怕是营养不良引起的。"我对刘阿姨说道。

"啊？！营养不良水肿，那不是自然灾害那几年才有的吗？点点不缺吃喝的，怎么会得这种病啊？"刘阿姨被我的说法吓着了，赶快追问我。

"这种水肿其实和自然灾害没有必然联系，它的发生，中医学认为是因为人体脾胃虚弱，运化失常导致的。因为脾胃为后天之本，气血生化之源；脾胃受伤，人体津液耗损则气血虚衰，诸脏失养，固摄无权，导致体内水液不能运行代谢，发生水肿。"

"原来是这样啊！对了！我想起来了，过完春节之后那小丫头说要减肥，跟我说现在不减，到了夏天穿裙子会不好看。

后来就每顿刻意少吃一些，还老是吃生的蔬菜、水果什么的。您说，是不是这样让脾胃受寒了，才会有后面这些麻烦呀？"刘阿姨问我。

"有可能。我建议您还是赶快带点点去医院彻底检查一下吧。要真是营养不良性水肿，时间久了不仅会影响孩子的生长发育，还会影响智力发育呢！"我决定把问题的严重性都告诉刘阿姨，以免耽误了孩子的病情。

"这么严重啊？我得赶紧带她去好好做个检查！"刘阿姨说完，向我道了谢就急匆匆回家去找点点，准备赶快带她去医院好好检查。

从那天以后，有相当长的一段时间内，我再也没见过这娘俩的身影。忽然有一天，点点穿着漂亮的长裙子，蹦蹦跳跳地对我说："叔叔，叔叔，快来看呀，我又能穿上漂亮的裙子上学了，您看，好看吗？"

我看着点点欢快地转着圈，就像漂亮的蝴蝶围着我转圈，看着她脸上快乐的笑容，我咧着嘴高兴地说："当然，我们点点是穿着裙子的天使，最漂亮了！"

人字拖透露了他的脚起皮

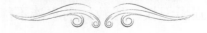

张叔叔是我爸爸的同事，也是半辈子的老朋友了，有事没事就喜欢来我家喝上一杯，唠唠家常，叙叙工作。进入夏天，

天气闷热，一向贪凉的张叔穿着人字拖，拎着下酒菜兴冲冲地来到我家。爸爸妈妈见他来了，忙炒了两个菜，哥俩就到院子里喝酒去了。正赶上我下班回家，有些微醉的张叔一把把我往旁边的凳子上一拉，就让我陪他喝两杯，拗不过，我就坐在旁边，听他们聊起了天。

就在我低头捡掉在地上的筷子时，发现了张叔人字拖下的脚指甲有大量的干裂的皮。我不禁好奇地问："张叔，您这脚上蜕皮看起来很严重啊。"张叔不好意思地挠挠头，说："这没办法的事，皮肤干燥，老是起皮，喝再多的水也没法改善，还是这个样子。有时候还会起点小疱，不过，没什么大碍，半辈子了。"

我仔细观察了一下张叔叔脚上起皮的地方，发现那些地方不但起皮，周围还有小水疱、皲裂和角质层增厚的现象。再联系到张叔惧热贪凉的生活习惯，我心里对他的脚起皮有了一个大概的判断。

"张叔，我觉得您这脚不光是皮肤干燥的问题。您这像是脚气。"我对他说。

"嗬！咱们未来的大医生开始给张叔看病啦？那你仔细跟张叔说说，为什么我这个是脚气？"

我有些不好意思，不过还是根据我掌握的望诊知识，向张叔详细讲解了我的判断依据。我对他说："中医学认为脚气因寒湿引起的。就拿您来说，您怕热喜凉，喜欢吃冷食，待在阴凉的地方，很容易造成寒湿浸淫人体，肆虐人体肌肤营卫，导致肌肤既不得气血所荣又被寒湿肆虐，并因此而变生为寒湿脚气病。"

"是这么回事啊？我一直以为这就是皮肤干燥缺水引起的呢，从来都没有把它当回事，没想到……哎，那你赶快告诉张叔，该怎么治疗呢？"张叔问我。

"哎呀，你就别在那儿说病理了，赶快告诉你张叔怎么治吧。"坐在一旁听的父亲急了，忙催我道。

"爸，张叔，你们别急嘛，总要分析清病理才能看清病因，才能对症下药嘛，脚蜕皮是我们经常见的事情，很少有人重视它。像张叔这种情况，可以内服有散寒除湿、温化止痒效果的中成药，再外用一些治疗脚气的软膏就可以了。几个疗程下来就会好的。不必担心。"

"呵呵，老哥，我大侄子这书真是没白念！我现在就按大侄子说的去医院买药。改天，改天治好了，我请你们爷俩来我家喝酒，哈哈哈哈。"说完，张叔就拖拉着他那大人字拖向药店走去了。

"唉，你张叔这急脾气呀……"望着张叔远去的身影，爸爸摊手笑笑，举起酒杯说，"来，咱爷俩继续。"

后来，张叔再来我家的时候，他的脚上已经不再起皮了。

老同学的脚上长了鸡眼

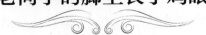

研究生毕业已经三年了，一直忙着单位的事儿，前两年的同学聚会都没有去。这两天，读研究生时的同学又给我打了

一个电话，说今年的聚会在这周星期四举行，我已经两年没有去了，第三年再不去怎么也说不过去。于是，给单位里请了一天的假，自己也稍加收拾了一番，就赶往聚会的地点。

刚下车，就看到公园的出口处站了很多人，都在那里张望着。看到这派景象，突然之间紧张了起来，三年没有见面的老同学，如今都变成什么样了？他们看到我之后，都非常热情地向我摆手。

和老同学闲聊了几句，我就在人群中寻找大学时候跟我关系最好的小艾，就在我想着的时候，"曹操"就到了。看到她，我真的是很想笑，她现在走路远远没有以前那么快了，甚至还有点一瘸一拐的模样。

"嗨，老同学，好久不见。"我很高兴地上前与她拥抱，"不过，当年的飞毛腿，如今可像是一个'铁拐李'啊！"

"哎，你就会取笑我，自从我在这个公司上班之后，天天穿着高跟鞋，有些时候跟着老板外出，竟然还要走山路，折腾得我的脚，一天比一天痛。"

"那你就不会带着一双平底鞋啊。"我一边说一边走过去扶住她，"你这脚怎么样了，看上去还挺严重，起疱了？"

"没有，都已经好长时间了。"小艾边说边脱下鞋子给我看，我看到她的小脚趾上长着一个黄色的小圆圈，微微地凸起着。

我指着那个微微鼓起的小圆圈问她："小艾，你这个东西长了多久了？"

"脚开始痛的时候就有了，一直没有好转，在家穿拖鞋的时候还好一些，一旦穿上高跟鞋，就钻心地痛。"小艾告诉我。

听了她的话，我明白了她的问题出在哪里，对她说："我的大小姐，你的脚上那是长鸡眼了，还不知道赶快治一治，难道就打算让它这么痛着？"

"啊？真的是鸡眼啊？我怎么就长鸡眼了呢？"这位迷糊同学困惑地问。

"是的，就是鸡眼，长鸡眼和你的工作有很大关系。你经常穿高跟鞋给脚的压力已经很大了，再加上你还经常外出，甚至是走山路，足部受到的压力过大，导致你脚部的气血运行不畅，所以才会起鸡眼的，如果你再不治疗啊，你的小脚也只能就这么受罪下去了。"

"快快，告诉我应该怎么做啊！"

"你呀，回去之后，赶快去你们当地的医院拿点药，然后将鸦胆子等一些中药材捣碎敷在你的脚上。配着你从医院拿来的药一起，每天涂抹2次，两周差不多就能好了。还有啊，你这个迷糊小姐，在这两周一定要特别注意脚的保养，不然的话，再好的药也不管用了。"

"真不知怎么谢谢你啊。老同学，我回去立马实施。"

一周之后，小艾给我打了个电话，说自己的脚已经好多了，很感谢我这个医生。

Part  10

排泄物绝不是"废物"，
它能为健康打分

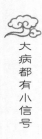

"超经理"解手越来越频繁

　　超经理是我家的远房亲戚，他并不姓超，"超经理"是他的外号。原因是他从小学习成绩就很优秀，长大后事业也一帆风顺，30岁出头的年纪就已经是一家大型连锁超市的门店总经理，升迁速度堪比超人，所以人送外号"超经理"。

　　上周超经理家有场喜宴，妈妈收到了请帖，就去参加了。她回来后跟我们说超经理吓了她一跳："不到40岁的人，小脸又白又干不说，还'谢顶'！最后跟新郎、新娘做游戏，被折腾的新郎、新娘还没事，他就一头的虚汗，坐边上直喘。"

　　"这孩子别是得了什么大病吧？"爸爸担心地问妈妈。

　　"没有呀！我问他妈妈了，老太太说家里人也怕他身体出问题，上个月才赶着他去医院做了全面身体检查，说是身体没有明显疾病，但是确实处于亚健康状态。"

　　"那不是跟没说一样！身体还是有问题，就是说不清什么问题，这可怎么治呀？"爸爸对医院的检查结果颇有微词。

　　"谁说不是呀！啊！对了！咱们原来住的大杂院，前院住的孙大夫据说家里是祖传中医，看病很有两手呢！听说拆迁之后他搬到了东城，现在开了一家中医诊所，要不哪天带超经理去他那儿看看？"妈妈自言自语地说着。

"我看行！你明天给超经理的妈妈打个电话，跟她商量商量吧？还不到40岁就这样，这孩子的身体老这样可不行呀！"爸爸非常赞同妈妈的想法。

不知两位妈妈怎么商量的，总之一周之后，两位妈妈带着超经理去看了病。

回来后，妈妈就不停念叨："这中医的望诊真是太神了！就看看，不切脉也不问，就把病情说了个八九不离十！真是太神了！……"

我跟爸爸都被她说得好奇不已，便强烈要求她仔细地说说。

"我们那天进了孙大夫的诊所，他什么都没问，就上下打量了超经理一番，然后就问他：'小伙子，你平时是不是上厕所特别频繁啊？'超经理当时就愣了，问他是怎么知道的。孙大夫告诉他，他进来的时候微微有些气喘，脸色苍白，额头还有虚汗，体质显得比两个老太太还要虚弱。再加上他那略显'荒芜'的头顶，想判断出他肾气虚并不困难。肾气虚的人，最显著的症状就是尿频，所以才问他是不是上厕所频繁。"妈妈一口气说了一大段，停下来喝了整整一杯茶水，然后接着说，"孙大夫又问了问超经理平时的工作和生活状态，跟他说肾对机体有温煦、激发、兴奋、蒸化、封藏和制约阴寒等作用，肾气能促进人体的新陈代谢即气化过程，促进精血津液的化生并使之转化为能量，使人体各种生理活动的进程加快，产热增加，精神振奋。他常年超时工作，几乎做梦都在考虑工作中的各种问题，思虑忧郁过甚，损及心脾。心阳不足，无法有效温煦肾水，心肾不交、肾阴寒过重而伤肾气，导致肾气虚弱，膀胱无力，无法有效控制尿液排出的频率和数量，所以他才会有尿频的症状。"

妈妈一口气说完这些后，不单是她，我和爸爸也对神奇的中医望诊充满了无限崇拜，向妈妈强烈要求改天一定要带我们去拜访神奇的孙大夫。后来听妈妈说，孙大夫给超经理调理了半年，他已经完全恢复了健康。

逛街同伴的怪异举动

琳琳是我的大学室友，因为爱好相近，又在同一个城市，毕业后我们仍然走得很近，周末经常相约逛街。近两次逛街时，我都觉得她不太对劲——她总是走着走着突然就七扭八扭，见到公共卫生间就要进去，而且每次时间都很长，还跟我说她肚子痛要求走得慢些。第一次这样，我以为她是"好朋友"来了，认为女孩子每个月总有那么几天比较麻烦，没有太在意。可是，第二次她这样，与上一次我们逛街仅仅隔了一周，就是因为"好朋友"，间隔这么短也不正常。

我决定还是问问她："琳琳，你怎么了？'好朋友'来了？"

她迟疑了一下，很不好意思地"嗯"了一声。

"可是，咱们上次逛街你也这样，要是'好朋友'，你还是去看看吧？这样可不太正常呀……"

我说完后，发现琳琳一脸要哭的表情，还没反应过来要怎么安慰她，就被她拉进了边上的麦当劳。

买了两杯水后，琳琳拉着我找了个僻静的角落坐下，看样子是准备跟我说一些比较隐私的话题。我直觉地认为，应该和她这两次逛街的怪异举动有关。

"这是干吗呀？'接头儿'？"看着琳琳一脸郁闷，我想活跃一下气氛。结果，她的脸色更差了。

"好，我不闹了，你说。"我赶快恢复正经。

"我最近……那里总是觉得痒。"琳琳说了一句后，脸就变得通红，做了一个深呼吸才继续往下说，"小便时还总是有热热刺刺的痛，分泌物特别多还有难闻的味道，颜色黄黄的，不像白带，倒像是脓。还有，走路稍微多一点儿，小肚子也会觉得坠痛。你说，我是不是得了什么大病啊？"琳琳越说越激动，最后声音里都带了哭腔。

"哦……我也说不好，要不，咱们去看看吧？"我试探着建议。

"嗯，你陪着我！"于是，我和琳琳的逛街计划，临时改成了去医院挂急诊。

到了医院，琳琳走进去的时候，我注意到医生也像我一样发现了她走路时的怪异举动，她坐下后，医生先要求她伸出舌头看了一下。还没有开始下一步的看诊，琳琳就很不好意思地说请医生等一下，她要先去方便方便。等待她的时候，医生先跟我聊了一会儿，我把琳琳刚刚对我说的她观察到自己分泌物的异常转述给了医生，帮助医生大致了解了一下琳琳为什么来就医。

等琳琳回来后，医生便问她："姑娘，你的朋友刚才跟我大致说了一下你的情况，你小便时除了会有灼痛感，是不是颜色很黄，味道也会比较重？"

"是呀！医生您是怎么知道的？"

"呵呵，还有，你最近是不是常觉得自己口干口苦？胃胀不想吃东西？"

"全中！哎呀医生，您简直太神了！您是怎么看出来的？我这病严重不？"一直愁眉紧锁的琳琳仿佛看到了救星，一下子兴奋了起来。

"从症状看，你小便是有灼痛感且异味重，分泌物呈脓性并带有异味，小腹会有发痛感，脾胃胀满食欲差，我刚才看你的舌头，舌红而苔黄腻，都是明显下焦湿热过盛的表现。所以你得病也是因此而起的。不是很严重的问题，你只要配合治疗，注意个人卫生，痊愈应该不难。"医生向琳琳作着详细讲解。

心中大石终于放下的琳琳，开始积极配合医生看诊，然后拿着医生开好的药拉着我一起出了医院。

一个月后，恢复健康的琳琳又开始约我逛街，只是这次她再也没有什么怪异举动出现了。

表叔突如其来的血尿

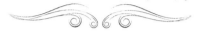

上周末，住在郊区的表婶进城来看妈妈，中午吃饭的时候语重心长地对我们说："这身体的事可得重视！可别学你表叔，自己难受不说，还把家里人吓得半死！"

我被表婶的话吓了一跳，赶快问："婶，我叔怎么了？不严重吧？"

"没事，不是要命的病，已经治得差不多了！可当时真把我和你表哥吓得不轻呀！"表婶说起来还是一副心有余悸的样子。

"她叔到底咋了呀？"妈妈也很担心，十分想知道详细情况。

"唉！别提了！她叔从半年多前开始，尿里总是时不时地带血丝。我跟儿子都怕他有什么大毛病，催着他进城来大医院看看。他非说没事，是年轻时在建筑队干活留的'病根'，太累了就会犯，多歇歇再去村里卫生所拿些保肾的药就行了。"表婶开始从头讲述。

"那后来歇歇就好了？"我插了一句追问表婶。

"好了不就没后边的事了！"快人快语的表婶马上接口，"吃着药歇了几天，尿里是没有血了。可是，后来他老是时断时续地尿血，还慢慢地添毛病——小便的时候不痛快，老觉得有东西堵着；尿的时候觉得又热又痛，还老有尿不完的感觉；到后来，他尿出来的尿都是浑的，像里面夹杂着白色的东西，出口的地方还有像脓一样的东西。最后你叔自己也觉得不对劲了，跟我说他一开始的时候，自己摸着尿尿的地方上面有硬疙瘩，觉得过几天就下去了，没在意。可最近不用摸，看都能看出来了！还老觉得浑身没劲，累得不行。他自己也害怕了，这要是长了什么东西，弄不好可会要命呀！"表婶说得绘声绘色，我们都能想象出表叔当时会有多惊恐。

当时表哥出门去跑运输不在家，表叔和表婶就准备先到邻居介绍的一位老中医那里去看看，用中医治疗试试。要是不见效，等表哥回来就马上进城去大医院看。

"你们不知道，那老大夫，真是神了！"表婶说这话的时候，神情简直就像一个出色的评书演员，引得我们瞪大了眼睛等她的下文。

"我们一进门，那老大夫就上下打量你叔，等我跟他说完了在家里看见他尿血、有脓、长了东西都能看见鼓起来了这些，又叫你叔伸出舌头看了看。连脉都没号呢，就跟我们说不用怕，大兄弟这是排尿的管道里长了石头，开几服药吃了就能缓解，好好调调，让石头自己排出来就没事了。"

"那您跟我叔就让他开药啦？"我觉得这哪里是大夫，这简直就是"大忽悠"，赶紧追问。

"哪能啊！我跟你叔没上过啥学，可也不能人家说什么我们信什么呀！你叔当时就跟那老大夫说，你得给我把道理说明白了！要不你说没事就没事？病耽误了算谁的？！"表婶"书接上文"说着。

"那后来呢？"我实在很好奇，追着表婶问。

"你别急呀！听我说！那老大夫就跟你叔说：'老哥，你进来时我看你一脸不耐烦，走路软绵绵看着浑身没有力气。刚才跟你家那口子聊天，从她话里话外的意思，你应该不是个点火就着的急脾气，我又看了你的舌头，鲜红鲜红的，苔又黄又腻。还有你家那口子说的那些症状，我再考虑上你的岁数，就判断你是下焦湿热引发的石淋。这种病特别爱找上咱们这种有些岁数的男同志，因为人上了岁数年老体弱，肾阳不足，命门火衰，致使膀胱气化无权，湿热注于下焦，化火灼阴，煎熬尿液结为沙石，壅塞水道，有时还会刮伤水道侧壁，导致出现你那些不适症状。你所能看见的那些长的东西，就是那些沙石积在里面越变越大造成的。'"

"呵呵，这么听着，这老大夫说得还挺有道理的呀！"妈妈随口接道。

"可不！后来老大夫又给他号了脉，开了五服药，说吃完就来调方接着吃。已经治了一个多月了，你叔说感觉舒服多了，有时候尿里会带出一些小石块，估计慢慢就能好了！"表婶说这些的时候很高兴，明显有一种心中大石落地的感觉。

我们全家都因为表叔的虚惊一场，最后安然无恙而高兴。同时也对中医凭看就能准确判断疾病而惊奇不已。

Part 10　排泄物绝不是『废物』，它能为健康打分

221

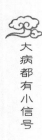

姑妈的便便像柏油

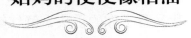

姑妈已经快50岁了，但因为保养得宜、身体健康，看起来也就三十七八岁的样子。可是，这位一向因健康、年轻而自豪的姑妈，上周却一脸憔悴地跑来我家，找做中医大夫的爸爸"救命"。

那天姑妈进门时，我们都吓了一跳——在人前一向明艳动人、神采奕奕的姑妈，皮肤干燥粗糙、愁眉紧锁，进了门就一直唉声叹气的，拉着爸爸不松手，不停地说："三哥，你一定要救救我！"

爸爸在他那一辈里排行第三，姑妈是最小的妹妹，一直和爸爸感情很好。现在她这样说，爸爸也被吓坏了，赶紧扶她坐到沙发上，叫着她的小名说："小霞呀，你可别吓唬三哥，跟我说说，到底怎么了？"

姑妈听爸爸这样说，突然就哭起来了，凭谁劝都不管用，哭了好一会儿，她才抽咽着说："我最近一直不太舒服，肋下和肚子都经常痛，痛的感觉还不一样。动不动就想发脾气，还老想哭。你妹夫说我是围绝经期闹的，我想可能也是，就没太在意。可是，这几天我发现自己大便都是乌黑乌黑的，跟柏油似的！哥，我是不是要死了呀？"说着，又哭了起来。

令我惊奇的是，刚才还一脸紧张的爸爸，此时却是一脸"原来如此"的表情，明显松了一口气。他语带哄劝地对姑妈说："小霞呀，别哭了。来，给哥看看舌苔。"

在看过姑妈的舌苔后，爸爸的表情显得更轻松了。姑妈看到爸爸的反应，哭得更委屈了，边哭边说："你还是不是我亲哥呀？妹妹病成这样，你怎么一点儿都不着急？！"

"我不着急，是因为我认为你没有大病。"爸爸成竹在胸地说。

"我怎么没大病？！我都这样了病还不大？！"性格一向稳重的姑妈突然朝爸爸吼了一句，情绪非常激动，所有在场的人被吓了一跳。

"你看看，这就是明显的围绝经期肝郁气滞！围绝经期女性情绪波动比较大，很容易导致肝失疏泄、气机郁滞，造成两胁疼痛，情绪激动，易哭、易怒。再有，你有很多年的胃溃疡病史，按我们中医学的分型，你这病就是胃热引发的。现在肝气不疏，郁热横犯脾胃，引发肝胃郁热炽盛，迫血离经溢于脉外，造成胃部出血。我刚才看你的舌头，舌体鲜红，舌苔艳黄，更进一步验证了我的这个推测。所以，你说自己大便乌黑乌黑跟柏油似的，就是因为胃出血造成的。虽然放着不管也不会出大事，但咱们知道是怎么回事，马上开始治疗，三哥保证你没大事。行了，别哭了，跟我回单位做个详细检查。"说完，爸爸就拉着姑妈出了门。

傍晚的时候，爸爸独自回了家，妈妈问他情况。爸爸说做了详细检查，姑妈确实是胃出血，还有轻微的围绝经期综合征，好在都不严重，配合治疗，不久就会康复。

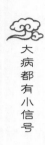
火师傅的血便

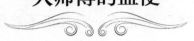

火师傅其实姓霍，因为脾气火暴、姓谐音"火"，又是我们医院食堂的掌勺"大师傅"，所以全院上下都叫他"火师傅"。

火师傅在医院里出名的除了火暴脾气，还有精力充沛、能吃能干。据食堂的人说，他一天到晚嘴不闲着——总能看见他在嚼着东西，可是，真干起活儿来，他一个人能顶三个人用，那些吃的绝对没有浪费！我自己去食堂打饭时，也看到过火师傅嘴里咬着黄瓜、肉肠之类的食物，在食堂里忙来忙去。我们都以为这样一个"身体倍儿棒，吃嘛嘛香"的人，轻易不会生病。谁知，就是这位火师傅，一天早上攥着一个验大便专用的小塑料盒，脚步略显踉跄地跑到诊室来找我。

"丁大夫，麻烦您给我看看，昨天晚上我就开始便血，肚子还痛得厉害，我没得什么大病吧？"火师傅一脸惶恐的表情，急急地对我说着。

我被他那副样子吓了一跳，赶快扶他坐下，安慰着他："火师傅，您别急，我先看看啊。您身体一向很健康，怎么突然就便血了呢？"

"我也不知道呀！昨天晚上吃完饭不一会儿，我突然觉得肚子痛，进厕所方便完一看，便池里全是血，鲜红鲜红的！我开始以为痔疮犯了，后来想想，不对呀，肛门周围也不痛呀！我以前每次犯痔疮，都是肛门周围先痛，这回怎么一点儿感觉都没有，就突然出血了呢？"然后，他有些不好意思地跟我说，"丁大夫，麻烦您帮我看看这个行不？"说着，把那个验大便专用的小塑料盒推到了我面前。

"这个您光让我用肉眼看可不行，我建议您一会儿去内科找同事开张化验单，去做一下大便常规检验。"我边说边取了一副检查用的一次性手套，打开了那个小塑料盒。里面的东西，已经不是我们概念中的大便，而是血中带脓的黏稠液体，还有很刺鼻的臭味。

我跟火师傅说，请他伸出舌头让我看一下。在我仔细观察他舌苔的时候，看到他很明显地打了个寒战，就问："火师傅，您冷吗？"

"有点儿，你们这屋空调开得太大了吧？"火师傅问我。

"不会呀，咱们去年不是换了中央空调，全院室温统一26℃呀。"我诧异地回答他。

"我怎么觉得你们这屋这么冷呢……"火师傅喃喃着。听他这么说，我觉得不太对劲，又仔细看了看他，感觉他的情绪有些烦躁。这时，后勤科的小刘来给诊室送一次性诊疗用品，见到火师傅便很熟络地跟他打招呼，临走还说了一句："最近您老食欲不佳呀？我一天去你们食堂三趟，有两趟都看不见您嘴动，以前可是三次去，三次都在吃呀！"

"你个臭小子！我都病成这样了，你还拿我寻开心！看下回我还给你单独留排骨不！"火师傅笑骂着，但声音明显能听出有些有气无力。

我把自己看到的情况和小刘说的凑在一起仔细想了想，心中有了一个明确答案。

"火师傅，我大概能知道您的病是怎么来的了！您这是湿热下注大肠引发的便血。"

"啊？没号脉没做检查，您这就下诊断啦？"火师傅可能觉得我敷衍他，情绪更加烦躁了。

"呵呵，您别急呀，听我说。您平时胃口很好，总是在两餐之间吃东西，其实这等于无形中增加了脾胃的工作压力，总让它干活不让它休息，久而久之就导致了脾胃失和。听小刘刚才说您最近胃口不好，就是这个原因导致的。"

"对！最近确实没什么胃口。"火师傅对我这个推断给予了肯定的答复。

"脾胃失和日久，就会引发脾失健运，水湿内停困脾，郁而化热，湿热蕴结大肠，引发大肠湿热。湿热之邪过盛，迫使大肠内的血离经妄行，就会引发便血、腹痛这些症状。还有，我看您脾气比平时急躁，是不是因为觉得心里没来由的烦闷，总想发出来？"我分析到这里，问了火师傅这个问题。

"对！这两天都这样，总想发脾气。我媳妇儿说我是围绝经期提前了。"火师傅说。

"哈哈，嫂子真幽默。其实，这是因为湿热困脾传变于肝引发肝火造成的。我刚才看您的舌头，舌苔又腻又黄，就是因此而起的。我要没猜错，您最近几天小便是不是每次量都不大，颜色焦黄焦黄的？"

"哎呀！丁大夫，你以后改叫丁半仙得了！太准了！"丁师傅大叫。

"哈哈，您这说的，我怎么觉得自己成神棍了呀。这可是我正儿八经在学校学的中医望诊，跟神棍乱猜那是有本质区别的哟！"我看火师傅的精神似乎因为确定了病因而好了些，便跟他开起了玩笑。

之后，我为火师傅做了全面检查，确认他没有其他严重疾病后，开了一些对症的药物给他。一周之后，那个随时吃着东西在食堂里忙前忙后的火师傅，又重新回到了大家的视线中。

胡太太家的马桶总是堵

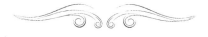

我从中医学院毕业后没有回家乡，而是留在学校所在的这个城市，和大学时代的室友阿娇一起去了一家市属中医院工作，还一起租住了一个在二层的两居室。这套房子租金不贵，还带全套家具、电器，对于我们这些刚刚步入社会的新人来说，实在是满意得不能再满意了。只是，住在我们下面一楼那家的马桶总是堵，难闻的味道常常返到我们的卫生间来，让我们两个有轻微洁癖的女孩苦恼不已。

上个周末，他家马桶又堵了，忍无可忍的我们决定上门去问个究竟。敲了门，出来应门的是一位看起来很和善的阿姨，在我们说明来意后，她很有礼貌地先向我们道了歉，然后把我们让进家里。进门坐定后，我们先各自作了自我介绍，我们知道了这家的男主人姓胡，于是就称呼这位和善的阿姨为胡太太。

"两位医生，实在对不起，我手笨，马桶一堵就得等我家老胡回来修，弄得你们那里都有异味了，真的是很抱歉。"胡太太再一次向我们道歉。

"呵呵，没有关系。可是，为什么您家的马桶这么容易堵呢？"一向快人快语的阿娇问出了困惑她很久的问题。

"唉……"胡太太长叹一口气，然后继续说，"我有便秘的毛病，好多年了。以前吃些泻药还能打下来，这两年吃什么药都不行，只能胀得特别难受的时候打'开塞露'，解下来的大便特别特别硬，像石块一样，经常会堵住马桶。而且，马桶要是因为这个堵的，通的时候还特别费劲。"

"噢！原来是这样。"我和阿娇了然地点点头。

出于职业本能，我们两个在和胡太太聊天的时候，都在悄悄观察着她。告辞回到自己家后，我们两个交换了一下意见——

"阿娇，你发现没，胡太太说话的时候声音很小，而且感觉有些有气无力的。"我先征询阿娇的意见。

"嗯！我也发现了！而且她和咱们一共聊了十几分钟，就打了三次嗝，你注意到了吗？"阿娇立即响应了我，开始叙述自己观察到的情况。

"对！胡太太的脸色也比较苍白。"我边回想边说。

然后我们两个异口同声地说出："气虚！"

得出了共同的结论，我们决定趁着第二天星期日不用上班，再去拜访一下胡太太，看看能不能想办法帮她缓解便秘带来的痛苦。

很巧，第二天一早我们还没有去拜访胡太太，就在小区花园里碰到了她。当时她提着一大堆蔬菜水果，正往花园里的长凳走去，显然是想歇歇脚。我们过去跟她打招呼，然后一起坐在长凳上聊了一会儿。胡太太说她便秘有很多年了，一开始就是因为上火导致大便不畅，吃些牛黄解毒片什么的就解决问题了。后来就越来越麻烦，明明一点儿不上火，也解不下来大便。后来因为大便总是不痛快，胃口也越来越差，到现在每餐就只能吃一点点。结果就是，越不吃越没有东西排，越排不下越不想吃，成了一种恶性循环。

听了胡太太的讲述，再加上我们昨天自己观察到的情况，我们告诉胡太太，她的便秘一开始有可能是燥热内结于肠胃引发的实性热秘，因为当时是通过服用性质寒凉的牛黄解毒之类的药物来通便，虽然暂时取得了想要的效果，可没有根除根本病因又耗伤体内津液，久而久之损及肾阴，使得病情由实转虚。再加上她很长一段时间进食较少，营养不够，导致体内气血生化无源。最终形成了现在因气虚导致顽固性便秘的情况。粪便在体内淤积过久，质地坚实如石，排出非常困难不说，排出后也不能像质地柔软的普通粪便一样"随波逐流"被冲走，而是会卡在马桶管道中充当"拦路虎"。

分析完之后，我们建议胡太太从治疗气虚入手去治疗她的便秘，并给她介绍了我们医院一位对治疗这方面疾病很有心得的老前辈。

一段时间后，我们再也没有因为厕所异味去拜访过胡太太。

Part 11

女人们，
别忽视了自己的"那些事"

为何张倩总是扯胸前的衣服

明明身上定期来访的疹子

结伴去公厕，她为何羞答答

她的双腿在不停磨蹭

眼看着她汗流浃背

娟娟大得离谱的肚子

宁馨总是戴着哺乳专用文胸

她怎么在不特别的日子也出血

为何张倩总是扯胸前的衣服

　　张倩是我们社区新来的街道办事员，小姑娘年纪虽不大却很热心。社区里谁家有事找到她，她都会竭尽所能地给予帮助。我过完春节后，要和老公一起随医疗队送医下乡两个月，恰巧那时候婆婆的腰部旧伤犯了，公公年纪大了，一个人根本照顾不过来。但那时医院的下乡名单已经没法更改，万般无奈之下，我只好去街道办寻求帮助，当时张倩很痛快地答应了下来，说她会帮忙照顾两位老人，让我放心去工作。我便心怀忐忑地出发去了乡下。

　　两个月后我回来时，婆婆的腰病已经全好了，两位老人看起来比我们走前还精神，满口称赞说街道办事处的小张姑娘真是好孩子，几乎天天来看他们，一口一个"爷爷好""奶奶小心腰伤"，还帮公公带着婆婆去医院做理疗。我因此对她很是感激，在社区里碰上就会聊几句，在她需要时尽可能地帮她一把。一来二去的，我们便渐渐熟识了起来。

　　进入初夏，大家都开始换上轻且薄的夏装，就在那时，我发现了张倩的不妥——我们一周内在社区里碰上了四五次，每次见面，我都能看到张倩在揪扯自己胸前的衣服。星期日下午我又碰到了她，忍不住问出了心中的疑惑："小张，你特别怕热吗？"

"不是呀，我觉得我就是正常人的感觉，不觉得特热。"张倩回答我。

"可我看你……"我想了想措辞，然后接着说，"总是掀着衣服扇风，还以为你是怕热。"

"其实不是，我总掀衣服是因为……"她看上去很不好意思，把我往边上拉了拉才小声说，"是因为我总觉得胸口痛。"

我以为她是心脏有问题，大惊失色地说："张倩，你这么年轻，心脏不好可不是闹着玩儿的！你得赶紧去做个彻底的检查！"

"哎呀！王大夫您误会了，我心脏很好，上个月单位才组织我们做了体检。我说胸口痛是……"她附到我耳边悄悄说，"我乳房总是觉得又胀又痛，天气热了不穿文胸不好，可穿了就会勒得更痛，所以我总想把它往前扯……"张倩的声音越来越小几乎不可闻，不过我还是听清了她总扯胸前衣服的原因。张倩是个未婚的姑娘，乳房胀痛肯定不是因为妊娠或哺乳期的生理反应，那到底是因为什么呢？

突然，我想起最近和她聊天，她说起社区工作难做，很多居民不理解她，她竭尽全力为大家服务，最终收获的却多是冷漠。言谈间伤心失望无法掩饰，人也是愁眉不展、唉声叹气。我心里对她的情况有了一个大致的判断，就对她说："小张啊，没事，你这个问题可以治的。"

"真的呀？太好了！您快跟我说说，该怎么治呀？"张倩听我说可以治，马上兴奋地问我。

"呵呵，别急，听我慢慢跟你说。你这个病，是因为最近工作压力大、心情不愉快，肝气郁结引发气滞，气滞则血行不畅，经脉阻滞，不通则痛，你才会出现乳房胀痛的问题。服用一些理气、和血、调肝的药物，很快就会有所缓解的。"我对她说。

"那我该吃些什么药呢？"张倩问我。

"这样吧，一会儿你下班来我家一趟，我好好给你看看，开个对症的方子给你，你看好不好？"我征求张倩的意见。

"那就太感谢您了！一会儿下班我去拜访您，正好也去看看爷爷和奶奶。"张倩笑着说。

下班后，张倩来找我，我给了她一些方子让她坚持服用，几个月后她胸部疼痛的感觉已经没有了。

明明身上定期来访的疹子

我自己虽然是医生，却一直被痛经症困扰着，痛起来的时候，经常要去妇科挂急诊，请妇科的同事帮我用针灸止痛。我和明明，就是在那里偶遇的。那天我又被痛经折磨得死去活来，紧急跑到妇科去针灸，出来时看到一个很漂亮的女孩坐在诊室门口候诊的椅子上，本来肤色雪白的胳膊上布满了红色的疹子，脸上神情忧郁。

我因为已经请了半天的假，就不急着去上班，便跟她攀谈了起来。交谈中她告诉我，她是个酒吧驻唱歌手，就因为每个月"好朋友"来的时候身上都会长这种疹子，已经连续被三家店辞退了。原因是雇用她的酒吧觉得她这样形象不好，还会让客人质疑店里的卫生。最过分的一家，老板甚至告诉她，怀疑她身上的疹子是因为使用不洁注射器吸毒引起的，坚决不敢再用她了。她因为无端被人这样怀疑而愤怒，又不知道自己这是怎么了，所以想来医院好好看看。可是，因为来得太晚，今天的门诊号已经没有了，她住得非常远，来一趟不容易，因此坐在这里独自烦恼。我还注意到，我们谈话的过程中，明明一直在不停地抓挠那些红疹子，边抓边不好意思地冲我笑，解释说实在太痒。

　　我听了她的讲述后，问她出疹子时还有什么不适，她说："我总是睡不好，很难入睡，就是睡着了也特别容易做梦。白天特别容易累，也没有什么胃口。"

　　"脾气什么的呢？出疹子时和平常相比有什么不同吗？"我根据她说的追问。

　　"对！出疹子的时候脾气也比较坏，特别容易发脾气。"她说。

　　"我明白了！你这个疹子，可以算作半个职业病了。"我微笑着对她说。

　　"啊？唱歌就是有职业病，也应该是嗓子的问题吧？"明明困惑地问。

　　"呵呵，是这样。酒吧的营业时间一般是晚上到凌晨，中医学认为不睡子午觉非常容易造成阴血耗伤，再加上你是歌手，一晚上要不停地歌唱，这也是很伤气的活动。你长期从事

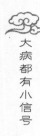
这样一份工作，二伤归一，就会造成严重的气血两伤，对体内诸脏都会造成负面影响。尤其是肝肾两脏，阴血耗伤太过就会引起动风，发于体表肌肤，就会出现这样的红疹子。"我向她分析着病因。

"这样啊？那我该怎么办呢？"明明苦恼地问我。

"你别急！我有个好朋友在妇科，我去问问她，能不能下班后留下帮你看看。"助人为快乐之本，我决定帮帮这个漂亮的女孩子。

"那就太谢谢您了！"一直满脸忧郁的明明终于露出了笑脸。

下班后，我带明明去了朋友那里，检查完后朋友给她开了些药，并嘱咐了她一些注意事项，她要了我的手机号后放心地回去了。过了一段时间，明明给我打来电话，告诉我她的疹子都好了。

结伴去公厕，她为何羞答答

我最近妇科出了些问题，做了详细检查后，我自己去买了一盒非处方的外用药，一周后就痊愈了。这次生病，让我想起了大学时的一件乌龙事。那时的我们虽然念了医学院，其实仍然是一群不谙人事，又对医学知识知之不详的小女孩，对自己身体的一些变化并不是完全了解，很多问题都羞于出口。

我记得刚上大学，开始住宿舍的时候，我们一群小女孩还保留着中学时代一群人一起去厕所的习惯。只是一起住了一段时间之后，我们发觉同寝室的小丽每次一起去厕所时总是羞答答的，这让我们很奇怪——都是女孩子，有什么可害羞的呀？因为这件事情，大家都觉得她很怪、不合群，开始不自觉地孤立她。

小丽发现了这个情况，哭着把她的内裤拿给我们看，我们才知道，她那种表现，是因为她的分泌物太多，把内裤沾染得一块一块的都是黄色的。然后她边哭边告诉我们："我不是不合群，是因为我这个病，那里总是有味道，怎么洗都不管用。我怕一起去厕所时味道出来了，大家会嫌弃我。"

我们都被吓着了，甚至有个女孩怀疑她是因为不检点才得了这样的病。小丽听她这样说，哭得更伤心了，她分辩说自己连男朋友都没有交过，怎么会因为那种原因得病？她也不知道自己怎么了，开学时还好好的，住了一段宿舍就变成这样了。

听她这样说，我们都开始害怕，万一我们也都变成她那样可怎么办？太可怕了！

还好我们寝室一个女孩瑶瑶的姐姐也在这所中医学院，而且是专攻妇科的研究生。我们一致决定，明天带着小丽去她姐姐那里看看，问清这究竟是怎么回事。

第二天，我们去瑶瑶姐姐的宿舍找她，向她详细说明了小丽的情况。那位姐姐端详了小丽一阵后问她："除了分泌物量多、色黄和有异味之外，你还有其他不适吗？"

小丽想了想，回答说："我最近一直没有什么食欲，还觉得浑身没劲。"

"那为什么不去校医院看看呢？"姐姐奇怪地问。

"我家在北方，我喜欢吃咸味的菜和面食。咱们学校在南方，食堂里的菜都甜甜的，主食也是米饭为主，面食都是些花式点心，我一点儿都不想吃。所以一直以为没有食欲是因为这个，根本没往生病那方面想。浑身没劲，我以为是吃得太少的缘故。"小丽解释着。

那位姐姐一脸释怀地告诉我们："小丽没事！她的病简单来说就是水土不服，用咱们中医学的理论来说，是因为脾虚生湿、湿热内侵夹杂，引发湿热下注，导致了带下异常。你们一群小姑娘不许乱想！平白污蔑了人家小丽。"

听姐姐这样说，我们很有求知精神地问："您是怎么作出这个诊断的呢？"

"呵呵，好好听我分析啊！"姐姐很得意地跟我们说，"小丽说她家在北方，咱们学校在南方。相对于她家，咱们这里的气候要闷热潮湿许多。开学时是九月初，她家可能已经进入秋季了，而咱们这里基本还是湿热多雨的夏天。小丽来了之后，身体不能立即适应，就很容易被湿热之邪侵入体内。再者，她因为吃不惯南方的饭菜最近一直吃得很少，摄取的营养不够，脾胃失养，自然虚弱。所以我才说她的病因是脾虚生湿、湿热内侵夹杂。"

"原来是这样啊！"听完姐姐的详细解释，我们的脸上不约而同地都挂上了"原来如此"的表情。瑶瑶更是得意，向我们炫耀着："我姐姐可厉害了！她就是我的偶像！"

那之后，小丽去校医院做了详细检查，治疗了一段时间，学期结束的时候，她已经完全恢复了健康，再也不会因为和我们一起去厕所而羞答答了。

她的双腿在不停磨蹭

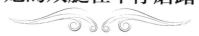

我在工作三年后考取了母校的在职研究生，开始了医院、学校两头跑的求学生涯。第一年上基础课时，坐在我身边的同桌是一位30岁出头的全职妈妈小希。小希以前的专业是比较文学，毕业后做了一年多编辑，之后便结婚生子做了全职妈妈。她一直对中医很感兴趣，想系统地学习一下。于是在她家宝宝去上寄宿制小学后开始自学中医基础知识，并在两年后考取了中医临床专业的在职研究生。

我很佩服小希学习的毅力，小希则对我日后准备主攻的儿童药膳研究和一手烧菜手艺极有兴趣。于是我们两个常常在课间聊天，交换彼此感兴趣的信息，一来二去就熟悉了起来。

有一天上课时，我发觉坐在身边的小希很不安分，她的双腿总在不停地互相磨蹭。小希学习时非常认真，绝不是一个坐不住的人，于是我便问她："哎，你怎么了？今天怎么像屁股上长了钉子似的？"

小希听到我问她，先是一下子涨红了脸颊，憋了一会儿才把头凑到我耳朵边，悄悄说："不知怎么了，我那里觉得好痒。"

听她说完，我傻傻地问了一句："哪里啊？"

"你装傻是不是？！"小希的语气已经带了薄怒。

"呃……呃！明白了！"我想着小希刚才的动作，猜想她可能是外阴部位痒，就悄声问，"你是不是外阴部位痒？"

小希"咚"的一声把头砸在了桌上，语气崩溃地悄声说："你非得说得这么直白不可吗？求求你，含蓄一点儿行不行？"

"嘁！大家都是学临床的，语言准确、表达明确不就行了！"我不以为然地说，转念一想，又说，"啊！对了，你以前是学文学的，喜欢用修辞手法，譬如指代、比喻什么的，对吧？"

小希狠狠地白了我一眼，一字一顿地说："我今天才发现，你怎么这么贫呢？赶紧帮我分析分析，我到底是怎么了？"

"等下课吧，你好歹得让我看看，我才能知道是怎么回事啊！"我悄悄对小希说。

下课后，我被小希拽进了卫生间，我看到她整个外阴部位的皮肤都变得又红又肿，有些地方还被她在抓痒时抓破了。除此之外，我还看到刚刚被她扔掉的护垫上沾染着白带，颜色黄黄的，质地黏稠，像是伤口感染时的脓。

洗好手从卫生间出来后，我问她："你最近都做什么菜了？"

"呵呵，最近我老公爱上了川菜，我这两周学了水煮鱼、麻辣香锅、泉水鸡、麻婆豆腐、干煸牛肉丝的做法，改天做给你尝尝？"一提到吃，小希显得很兴奋。

"是不是好吃的你们俩一起吃，不好吃的失败作品你自己全'干掉'了？"同样是烹饪爱好者，我十分清楚做菜的人只愿把成功美味的菜肴和人分享的习惯。

"当然呀！失败的怎么能拿出去丢人。"小希理所当然地对我说。

"那就对了！现在这种'数伏'天气本就潮湿酷热，你还拿辣椒当饭吃。不但吃辣，还吃的都是水煮鱼、泉水鸡那种用油泡着的辣，体内不郁积湿热才怪呢！这些郁积在体内的湿热下注后发于体表，当然只能奔着你的'那里'去了！"我跟她分析着。

"原来是这么回事啊……"小希若有所悟地说，然后像作了重大决定似的握紧拳头，说，"决定了！下周星期一等宝宝去了学校！我家就改'全素斋'！"

听她这样说，我耳边仿佛听到了她那嗜辣又无肉不欢的老公的惨叫声。

一段时间后，小希不再"坐不住"了。

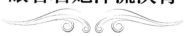

眼看着她汗流浃背

安娜阿姨是俄罗斯人，20年前去德国留学时，嫁给了同样去德国留学的齐叔叔，夫妇俩毕业后一起回了中国。可能是欧罗巴人种体质真的要更健壮一些，从小我对他们夫妇的印象就是，齐叔叔纤细瘦弱，安娜阿姨健壮有力。因为在我的记忆里，安娜阿姨似乎从来没有生过病。

可是，这个不病神话在今年年初被打破了。今年春天的一个午后，我接到了一个陌生号码打来的电话，接起来一听，是齐叔叔。

"齐叔叔好，您有什么事吗？"我礼貌地问。

"苗苗啊，你周末有空来叔叔家一趟吧？"齐叔叔的声音听起来很疲惫。

"好啊，您有事找我？"我想先确定一下齐叔叔找我的原因。

"你安娜阿姨病了，看了好多医院也没有好转。今天跟你爸爸聊天，他说你现在是中医大夫。我想请你给你阿姨看看。"齐叔叔告诉我。我被吓了一跳，一向健壮的安娜阿姨病了？！

"好！我星期六一早就过去！"我马上回答。

星期六早上，我匆匆收拾了一下就去了齐叔叔家，来应门的是安娜阿姨。让我困惑的是，安娜阿姨看起来精神、气色都很好，一点儿也不像生病的样子。进门坐下聊了一会儿，我就发现她的问题了——我们聊着聊着天，安娜阿姨就突然变得脸色潮红，一下子就变得汗流浃背，仲春宜人的温度里，她却叫着"好热好热"，还拿扇子不停地扇。我看看齐叔叔，齐叔叔点点头说："就是这个毛病。"

我想了想，问道："齐叔叔，阿姨今年48岁了吧？"

"是啊，你连你安娜阿姨的年龄都记得这么清楚啊？真是好孩子。"齐叔叔说。

"哈哈，您每年给阿姨过生日都请我们全家吃饭，我要再记不住，那不成白眼儿狼啦？"我跟齐叔叔开着玩笑，然后告诉他，"您不用担心，我觉得阿姨可能是围绝经期到了，这些症状是围绝经期综合征，正式的名称叫作'更年期潮热'。"

"这就是围绝经期啊？你阿姨也不大呀，怎么就得了这个病呢？"齐叔叔疑惑不已。

"呵呵，因为女性随着年龄的增长，由于操劳、生育等原因会使得肾气逐渐虚衰，精血不足，肾精无力化血，肝血来源不足，水不涵木，导致肝肾阴虚，阴虚内热，虚阳上亢，津液不固。因此就会突然出现汗流浃背、面色潮红等症状。"我向齐叔叔解释着。

"那该怎么治疗呢？"齐叔叔夫妇一齐问我。

"我建议安娜阿姨先去做和围绝经期相关的详细检查，确定了身体具体情况再进行治疗。因为阿姨虽然在咱们这里生活了几十年，但毕竟还是存在和咱们黄种人不一样的体质差异，要掌握了详细情况才好对症治疗，取得最好的疗效。"

"好！明天我就带你阿姨去做检查！"齐叔叔马上说。

后来，我根据安娜阿姨的检查结果，开了一些汤药帮助她调理身体。一个月后，安娜阿姨的身体状况有了明显好转。

娟娟大得离谱的肚子

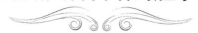

娟娟是我小时候的邻居，城市拆迁改造时我们搬到了不同的小区，见面的时候并不多。上次见到她，是我们两个都去给

自己的妈妈办理退休手续。当时我看到娟娟的肚子高高隆起，至少也有五个月的身孕了，就恭喜她快当妈妈了。她笑得幸福而腼腆，说："哪儿啊！还早呢，才三个多月。"

听她这样说，马上引起了我的警觉，因为三个多月就有这么大的肚子，有些不太寻常。于是，我试探着问："你怀的是双胞胎？"

"不是吧？医生没跟我说是双胞胎呀。"娟娟告诉我。

"大夫跟你说过孩子比一般这个月份的孩子大吗？"

"也没有。"

"你按时去做产检了吗？"

"嘿嘿，上个月和这个月都还没有去，最近实在太忙了。"娟娟有些不好意思地对我说。

"噢，那你最近有什么特别不舒服的吗？"我接着问她。

"特别不舒服？也不算吧，就是我'害喜'害得比别人早，还特别厉害。"娟娟说。

我看她似乎没有特别的不适，觉得再多说人家的宝宝有问题似乎不太好。于是就告诉她我现在是个中医妇科医生，自己去年刚刚做了妈妈，并给她留了电话，告诉她觉得不舒服马上联系我。然后，我们便分手了。

一周之后的一个中午，我正在午休时接到了娟娟的电话，她在电话里哽咽着告诉我，她上午发现自己在出血，刚刚还出现了腹痛的情况，现在痛感越来越强烈，她老公又出差了，她很害怕。

我听到这个情况，赶快问清地址帮她叫了救护车，并请假赶去了她那里。送她到医院之后，经过检查发现她怀的是葡萄胎，医生为她做了紧急处理才没有引发更大的危险。

第二天我又去看她，娟娟看起来很伤心，并问我："小丽，你上次看到我就发现了我的状况不对劲，是吗？"

"是的，我当时就觉得你的状况不太正常，但是没有经过详细检查，我也不好说你的宝宝就有问题。"我解释着。

"可是，你是怎么看出我有问题的呢？"

"是这样，那天我看到你的肚子至少有五个月大了，可你说自己才妊娠三个多月。虽然也有准妈妈因为宝宝比较大而使肚子显得比较大，但你没有按时做产前检查，这些可能就都有也都没有，我没法作出准确判断，就只好跟你说有事找我了。"我对娟娟解释。

"就凭这个，你就推断出我的宝宝有问题了？"娟娟觉得不可置信。

"当然不仅仅是凭这个推断的，还有其他判断依据。中医学认为葡萄胎的病因，主要是人体脏腑真气不充，阳气虚弱，以致受孕后胚胎不健、胎不成形、精血凝于胞中不得所化，而致腹部迅速增大，大于同月份正常妊娠的孕妇；还有，因瘀血凝于胞中，冲任瘀阻、新血难安，故停经数月后出现阴道流血且量较多，就像你昨天的情况。我记得你小时候身体就不太好，咱们搬家的时候都已经上高中了，你的身体仍然不好，所以我才作了这样的推断。"我从理论出发，给娟娟分析着。

"原来是这样！都怪我，我该养好身体再要孩子的。"娟娟说着眼圈就红了。

我赶快劝她，说每个宝宝都是天使，这个宝宝可能急着回天上去，所以就溜走了。让她别多想，赶快养好身体，下一个

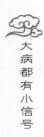

宝宝会乖乖留在妈妈身边的。

那之后，我和娟娟的联系比以前要多了很多。一年后，她养好了身体，终于如愿有了可爱的宝宝。

宁馨总是戴着哺乳专用文胸

宁馨是我在游泳俱乐部认识的朋友，因为时间安排相近，我们常常在那里碰面，一来二去就熟识了。

由于游泳后常常要一起洗澡，认识一段时间后我发现宁馨总是穿着哺乳期专用的文胸。因为宁馨已经40岁出头了，不像还在哺乳期的年龄，我便问她："你家宝宝还在吃奶吗？"

她啼笑皆非地说："我儿子都14岁了！明年就该上高中了。"

"那……你这……"我指了指她正在穿的文胸。

宁馨低头看了看，叹了口气说："别提了！不知怎么搞的，我从今年年初开始，乳头总有液体渗出，现在天气热了，衣服越穿越薄，这要是染湿了外面的衣服多尴尬啊！这种文胸不是为哺乳期乳头会泌乳设计的嘛，有渗出也会被隔湿层吸收掉，很方便。"之后，她还开玩笑地说，"不用这个，我总不能把卫生棉剪开垫在文胸里面吧？"

宁馨自己笑了，我却笑不出来，追问她："除了乳头有液体渗出，你还有其他不舒服吗？"

"其他不舒服……"宁馨知道我是医生，见我一脸紧张地追问她，也觉得可能有问题，就有些紧张了。

"对，仔细回忆，都告诉我。"我有些着急地说。

"乳头除了有液体渗出还会痒，最近还时不时有溃疡。再有就是乳房上有我自己能摸出来的硬块，我自己摸着，感觉这些硬块是越来越多了。"宁馨对我说。

我听她这样说，隐隐觉得不好，赶紧问："就这些？"

"其他的就跟乳房没什么关系了。我最近一直胃口不好，脾气急，特别容易发火。这些算不算？"宁馨问。

"当然算！"我说，然后接着对她说，"宁馨啊，我建议你赶快去医院做个检查吧！我感觉这个情况不太好……"

"你觉得我是怎么回事？"宁馨紧张地追问。

"我觉得，你患的是中医学所说的'乳岩'，也就是西医学所说的乳腺癌。"我对她说。

"乳腺癌？！我怎么会得这种病？"宁馨被吓着了，有些失控地大叫。

"你别急，不一定就是，这个需要确诊才行。"我赶快劝她。

"你是通过什么作出判断的？"宁馨问。

"是这样，当时咱们两个认识，我说我来游泳是为了减肥，你说你是为了锻炼身体，因为你的体质很差，还记得吗？"

"记得。"

"中医学认为乳岩这种病的发病原因是人体正气不足，经虚血结，七情内伤，肝脾郁结，冲任失调，导致脏腑、乳腺功能紊乱，经络阻塞，气滞血瘀，痰湿壅盛，痰瘀互阻，瘀毒蕴结于乳房而成岩症。再有，女子到40多岁时，肝肾亏虚，冲任两脉始衰退，则月经渐止；故肝气郁结，或肝肾两亏，则冲任失调，乳腺、胞宫失养，气机逆乱，气滞血瘀，瘀毒阻结于乳腺也易发生乳岩。这两种治病原因你都具备，而且你的症状也与西医乳腺癌的初期症状非常吻合，所以我才作出了这样的判断。"我对她解释道。

听完这些，宁馨火速收拾了东西，拉着我直接驱车去了我工作的医院做检查。检查结果出来后，果然是乳腺癌，万幸的是，她只是癌症初期，通过手术根治的希望很大。

她怎么在不特别的日子也出血

阿兰是我毕业后做第一份工作时的同事，那时我们两个同住一间宿舍，关系很好。在我辞职之前半年，我发现阿兰有些不对劲——她总是在不特别的日子时使用卫生巾。

我觉得很奇怪，有一天晚上闲谈时问起她这件事："阿兰，我发现你最近一个月用好几次卫生巾，你怎么了？"

"我也不知道，最近'那个'很没规律，经常两三天就没有了，过不了一周就又来了。好麻烦呀！"阿兰对我抱怨。

我从中医学院毕业后一时没有找到合适的医院接受，便来现在这家公司做了医药代表。但专业知识我从来也没有放下过，听她这样说，我便觉得事情不对劲，追问她："别的呢？

还有别的不正常情况吗？"

"别的？"阿兰一时间被我问蒙了。

"对，就是类似'好朋友'来得不规律这样的不正常。"我向她解释。

"噢，明白了。还真有！没有血的时候，我的分泌物也特别多，味道还挺重；小肚子和腰部经常痛；还有就是大便也不太好，老觉得没有解完，肛门周围还有坠胀的感觉。"阿兰对我说。

"你最近心情好不好？"我问阿兰。

"唉，就那样吧。我的事，你还不清楚吗？"阿兰蹙着眉对我说。

她的事，我多少了解一些。阿兰很早就结了婚，后来她出来工作，把孩子和老公留在了家里。去年年初，他们夫妻因为常年分居而感情破裂，办理了离婚，孩子判给了老公。阿兰从那时开始几乎就没有笑过，有时候半夜醒来，我能听到她偷偷地哭，我问她怎么了，她说是因为想儿子。

想到这里，我对她说："阿兰，明天我们两个都请假吧，我陪你去医院好好检查一下，我觉得你的子宫出大问题了。"

"怎么会？我就是身体不太好，月经不正常而已。女人这样不是什么大事呀！"阿兰不以为然地反驳我。

"阿兰，你听我说，你现在这些症状，属于中医学传统认识中的'癥瘕''积聚'一类，与女子的'带下''崩漏'等症有关。中医学认为这类病的致病外因为湿浊、寒冷等侵入胞宫；内因则是人体本身正气不足，兼之七情郁结，寒温失调，脏腑失和，正虚瘀凝，从而湿热毒邪侵犯子宫胞门。你身体本来就不太好，自从离婚后心情又一直很糟糕，咱们做业务的整天四处奔波，吃冷东西、衣服增减不及时又是常事。这些加在一起，你觉得自己还是简单的月经不调吗？"我把道理讲给她听。

听了我的话，阿兰沉默了。第二天，我们一起去了医院，检查之后发现，阿兰真的不幸罹患了子宫癌。她给前夫打了电话，她的前夫第二天就带着儿子赶了过来，接阿兰回家治病。

后来，阿兰给我打电话，说她的手术很成功。阿兰在电话里对我说："健康的身体和家人比什么都重要！"

Part 12

男人们，
记得留意自己的"小毛病"

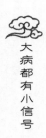

白经理不分场合地勃起

　　我所在的医院去年和一家生物制药企业合作，开发一种新的中药针剂，我因此认识了白经理。白经理是专门负责我们这个项目的专业人士，30岁出头的年龄，戴着一副金丝边眼镜，看起来很斯文。只是，他和我印象中那种西装革履的白领或者专业人士很不一样——他永远穿着肥大的运动衣裤，哪怕是项目组全员开会这种非常正式的场合。

　　慢慢熟识了之后，有一次一起加班的时候，我跟他聊起了着装风格，问他："小白，你穿衣很忠实自己的风格，不过，我也觉得运动服比较舒服。"

　　"哪儿啊！"白经理边苦笑边回了我一句，"我只能这么穿，因为这个，被我们头儿说了不知道多少回了！"

　　"啊？挨说你还这么穿啊？"我感到奇怪。

　　白经理苦笑着说："一言难尽啊！"

　　"方便告诉我吗？看我能不能帮上你。"白经理工作敬业，待人也很诚恳，我真的想帮助他。

　　白经理沉默了一会儿，然后吞吞吐吐地问我："焦大夫，您认识专看男科的大夫吗？"

　　我愣了一下，问他："你有男科方面问题？"

"我这么穿衣服，就是这个原因。我……"他略停了停，才像下定决心般说道，"我老是不受控制地勃起。"

看到我不解地看着他，他脸涨得通红，连忙解释："我不是动了歪心思才这样，是真的不受控制！比如咱们在开会，我在认真作记录，突然间，它就自动勃起了。"

我看这个小伙子窘成这个样子，就更想帮帮他了，于是问："你还有其他什么不适吗？"

"我有时候加班时间太长或者熬夜之后，就会感到腰酸背痛的。不过那就是因为太累吧？我觉得和这个病没有什么关系。"白经理告诉我他的推测。

"其实，是有关系的。你的这个症状，一般来说不会发生在你这年龄段的年轻人身上，因为它的致病原因是人体肝肾阴亏、阴虚阳亢。年轻人即使有这种情况，一般也不会很严重。但是，咱们这种工作强度大不说，还要经常加班、熬夜。时间长了就会耗伤阴血，引发较为严重的肝肾阴亏。"

"原来是这样，您说我该怎么治疗才好呢？"白经理问我。

"对这类病症的治疗，我也不是很擅长。不过，我有一个大学同学是专攻男科病治疗的，明天我帮你联系一下他，介绍你去他那里好好看看吧？"我征求白经理的意见。

"那可真是太感谢您了！"白经理高兴地说。

我们合作的项目进行到尾声时，白经理的病也完全治好了。后来，他和我以及我那个给他治病的同学，成了很好的朋友，时常相聚谈天。

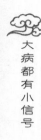
表哥一晚都在反复起夜

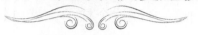

　　表哥平时和我联系并不多，所以当他突然打电话给我时，我确实吓了一跳，以为是小姨和姨夫出了什么事。

　　表哥先说他爸妈都没事，我松了一口气，紧接着他说是他自己身体出了问题，我刚放下的心一下子又提了起来。

　　"表哥，你身体哪里不好呀？"我问他。

　　"我最近不知道怎么了，一个晚上要起夜四五回。睡着了还会盗汗、做噩梦，好几次我夜里惊醒，看见自己的床单都湿透了。晚上睡不好，白天就老觉得累，懒得说话，昏昏欲睡的。"表哥在电话里向我述说着。

　　我听了他的讲述，问他在出现这些症状前有没有生过其他病，整个过程是什么样的。

　　"我'数伏'里在公司工地上中了一次暑，后来虽然好了，但老觉得那时候把暑气憋在身体里没发出来，后来身上就一直不是很舒服。这两周越来越坏，变成了我跟你说的那些毛病。表妹啊，咱家就你是大夫，你帮我分析分析，我到底是怎么了呀？不是肾脏出了问题吧？"表哥是工程监理，经常要成天在建筑工地上奔走，我觉得他现在的问题，和那次暑热天气里的中暑，有着密不可分的关系。

在我思考的时候，表哥又说："我家三代单传，你哥我还没结婚生子呢，这要是肾出了问题，以后生不出儿子，我可就对不起祖宗啦！"

我听他越说越没边，还重男轻女，不由得心中升起一股怒气，口气很冲地对他说："行了！你就是虚，耽误不了你生儿子！"

"啊？！虚还不耽误生儿子？妹啊，你得好好跟哥说说，我这到底是怎么了？"我终于听出，这个长大后不常见面的表哥并没有跟我生疏，他只是像小时候那样，以把我招惹急眼为乐。

"你这病的起因，就是那次中暑。据我分析，你当时感受的热邪停留在了体中没有发散出去，郁积体内日久伤及气阴，引发了气阴两虚，使得膀胱不能有效固摄尿液，造成夜间小便次数明显增加和少气懒言、盗汗等一系列症状。"

"那我现在该怎么治这个病呢？"表哥问我。

"我建议你去中医院看看，好好调理一下。等体内热邪散出，气阴亏虚的状况有所改善，那些问题自然就会得到改善了。"我对表哥说。

"好，我明天就去看病。哈哈，有个当大夫的表妹，就是好呀！"表哥挂电话前，发出了这样的感言。

后来，表哥给我打电话说，他听我的劝告去中医院调理了一下，现在身体倍儿棒，不再起夜了，也没有盗汗、不爱说话的这些症状了。

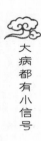
聚会时，葛先生看上去坐立不安

　　葛先生是老公的小学同学，我是在和老公一起参加他的小学同学会时认识的这个人。那天我就觉得这位葛先生有点儿怪——整顿饭，大家都在相互谈笑，只有他一副坐立难安的样子。我当时想，不愿意来可以不来呀，干吗来了又坐不住的样子？这人真没劲！

　　一周之后，老公回家时问我："哎，老葛你还记得吗？"

　　"哪个老葛？"我反问。

　　"就是我那个小学同学。"

　　"噢！就是那天坐不住的那位？"

　　"对，就他！"

　　"记得！40多岁的人了，那么不踏实的也算异类了。"我说。

　　"别那么说人家，他坐不住是因为得病了。这不，今天给我打电话问呢，就因为知道'老伴儿'您是'著名中医大夫'。"老公调侃地对我说。

　　"去你的！还'著名中医大夫'，你不怕说出去笑掉别人的大牙啊？"我嗔道，然后对他说，"别贫了，赶紧说说，那老葛怎么了？"

"他今天给我打电话，说自己的一侧阴囊一直有些肿。他一开始以为是上火了，没当回事。那天聚会时已经有点儿痛了，所以他才坐不住。他总觉得吃点儿去火药，慢慢就好了。结果，越来越厉害。现在那个阴囊肿得比另一个大一倍多，完全变成了橙红色，像个熟透了的大号柿子一样。"老公向我转达葛先生对自己阴囊的描述。

"还有别的吗？"我问。

"他说能看出来里面有液体，因为阴囊下坠，看着很像灌了水的气球。还能看出里面有肿块。现在这个病严重妨碍他正常走路。没有了！"老公一口气说完了葛先生的所有描述。

"老葛这人的生活习惯有什么特点吗？"我问老公。

"老葛这人我也不是特熟，好多年没见了。听常跟他联系的同学说，这人好喝两口，爱吃肉，尤其好吃生肉。什么生鱼片、生拌牛肉，他特爱吃这些。"老公回忆着告诉我。

"我知道了。他这是阴囊内血淤引发的肿胀疼痛。"

"你怎么判断的？"

"因为他爱喝酒吃生的肉类这些习惯，很容易诱发体内湿热。湿热下注壅塞于阴囊之内，造成经络阻隔，气血壅滞而为肿为痛。"看老公一脸困惑，我又补充了一句，"就是咱们平时总听说的不通则痛。"

"你早这么说我不就明白了！"老公一脸原来是这样的了然表情，然后对我说，"我赶紧给老葛打电话去！"

后来，听老公说老葛去医院做了一个全面检查，结果和我说的一样，经过及时的治疗，现在已经痊愈了。

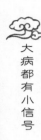

从尿液发现他有病

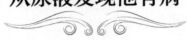

　　老公经营着一家规模不小的广告公司，这几年公司发展得不错，不是我自夸，真的和他的努力分不开。别人这么说的时候，他总是自信满满地指着自己的啤酒肚说，这些年多亏了它，有多少业务都是靠它在酒桌上谈下来的。酒桌谈业务实属无奈，我不知多少次提醒他注意身体，他总是跟我说："你看，我这些年除了肚子长了点儿，别的也没添什么毛病啊！能为咱家经济效益作贡献，长个肚子也值了！老婆，难道因为我身材走样你就嫌弃我了？"每每把我弄得哭笑不得，只得作罢。

　　可是，从上个月开始，我发现他有些不对劲了。有时候我们早上都赶着上班，会共用家里主卧附设的卫生间，例如我刷牙他上厕所小便什么的，反正是老夫老妻，大家都不在意就是了。我在连着好几次看到他小便后尿道口流出带有黏性的乳白色分泌物后，终于觉得事情不对了。那天晚上我问他，为什么会有那些白色分泌物，他还是一副满不在乎的样子，跟我说："没事儿！真难受我肯定告诉你，守着大夫不用，那不是傻嘛！"

　　我没说话，只是沉默地看着他。他最怕我这样，过了一会儿，终于受不了的"招了"："我最近除了有那个分泌物，小便时总觉得痛，就像被烫了那种痛，还觉得尿得不痛快。另外，射精的时候也觉得痛。"

我联想到他最近过夫妻生活一点儿都不积极，甚至我主动提他都会躲，就意识到他这样已经有不短的时间了。我马上就急了，冲他发火："你怎么不告诉我呀？！拖久了出大事怎么办？"

"我不是怕你操心嘛！想着忙过这阵子，我自己去医院看看。没想到最近是忙了一阵又一阵，一直没腾出空来……别生气，别生气，我这不是都坦白了嘛！"他开始装可怜博取我的同情。

我彻底拿他没辙，只好问："你最近便秘的毛病还那样？"

"嗯，还那样，没怎么好。"老公这回回答得很老实。

"你们公司最近有几个大项目？你自己盯几个？"

"大项目有六个，我自己盯两个。"老公说到这个一副洋洋得意等待夸奖的样子。我却听得怒火万丈，直想拿个枕头砸他。

我这样想，然后就这样做了。边拿枕头砸他边说："我说最近老看不见你呢！一人盯两个项目，那还不得'连轴转'？还天天有局天天喝，你不要命啦？你这么折腾自己，想过我跟儿子没有？"

老公显然没想到我会如此生气，边用手抵挡我的"枕头攻势"边说："太座息怒，太座息怒，我这病和这些有关？"

我打累了，把枕头扔到一边说："当然了！你这么熬夜加喝酒极容易熬得身体津亏血少，造成体内虚火上升，虚火煎熬下焦会阴，你不出问题才怪！早就跟你说，别这么没完没了地喝酒熬夜，钱咱们够花了。你不挣钱不是还有我，你垮了，我跟儿子就没有依靠了！你怎么就是不听呢？"我越说越伤心，坐在床边哭了起来。

看着伤心哭泣的我，老公沉默了。他坐到我身边抱住我，说："老婆，别哭了，我以后一定不这样了。"

第二天，老公放下一切事务跟我去医院做了全面检查，被确诊为前列腺炎，立刻开始配合医生积极治疗，一段时间后，老公健壮如初了！

刘总走路像挂着石头

刘总是我老公的老总，他为人随和开朗，平日时常组织公司员工和家属一起聚餐、出游，因此我们和他也相处得很熟。

刘总生性活泼，平时我们相约出游爬山或是打保龄球什么的，他总是最活跃的那个。可是，最近几次出去玩，我发现他总是尽可能不动。一开始，我以为他是工作忙，比较累，也没在意，但连续几次都这样，我就觉得有些奇怪了。

终于，一次大家相约去郊外野餐时，我看刘总走路步履蹒跚，就像身上挂着大石头似的。我觉得很不对劲，就拉着刘总的妻子问出了心中的疑惑："嫂子，刘总最近好像不太爱动呀？是不是最近工作忙，累着了？"

没想到，刘总的妻子面有难色地支吾了一阵，才把我拉到一边说："哪儿啊！你刘哥他……唉！别提了！"

"嫂子，到底怎么了？我好歹也是个大夫，看能不能帮上您和刘总的忙。"我解释并追问着。

"唉！"她叹了口气，接着说，"你刘哥半年多前，踢足球的时候不小心伤着了下体。当时去医院看了，大夫说问题不严重，开了些药给他，养了半个月看着确实是没事了。可是，大约两个月之前，你刘哥跟我说觉得睾丸很沉，坠得难受，还有微微的疼痛感。我们都觉得是上次受伤造成的，就想着去医院复查复查。"

"那复查的结果呢？"我问。

"还没去呢！他最近忙得不可开交，腾出空来，又说大伙跟着他这么忙，有了时间该带大家出来放松放松，自己的事可以往后放放，反正就是外伤闹的，大夫上回说没事，这次也出不了大事。"刘总的妻子满含怨气地对我说。

我听了这些，边感叹自己老公碰到了好老板，边觉得刘总太不关心自己的身体了。然后接着问："嫂子，那刘总还有其他不适吗？"

"怎么没有！不说别的，就说他那睾丸，我看着就跟肉皮包着石头似的！摸起来也硬得像石头。还有，他最近小便又黄味道又大，还大便干燥！"刘总的妻子对我说。

我听完这些，觉得事情恐怕已经有些麻烦了，赶快说："嫂子，您催刘总尽快去医院做个详细检查吧，我觉得情况不太好，这些很像睾丸肿瘤的早期症状！"

"肿瘤？！"刘总的妻子吓坏了，赶紧说，"赵大夫，你可别吓唬我呀！"

"嫂子，我真不是吓唬您！刘总前一段时间睾丸受过外伤，当时只做了简单处理和短时间修养，很有可能伤没有完全康复，导致热毒瘀血内结睾丸，影响气血运行，所以才有现在觉得睾丸沉重并出现质地坚硬的症状。还有，刘总小便黄、大便干这些不适，也是体内热毒淤结导致的。这种热毒如果此时不赶快处理，在体内积存日久凝结，以致痹阻经络，就会产生西医所说的癌变，可真的忽视不得呀！"

刘总妻子听了我的话，脸色都吓得发白了，连声地说明天就拉着她家老刘去做检查，坚决不能再拖了。

后来我听老公说，刘总去做检查果然查出是睾丸肿瘤，万幸的是是良性的，通过手术治疗就可以痊愈。

扬扬尿中的"粉红泡泡"

扬扬是老公表哥家的独生子，因为要投考本城一所著名的艺术院校而暂时寄住在我家。这个孩子非常有趣，别人考前都因为紧张而消瘦，他考前却比刚来时还要稍稍胖些，老公还打趣我说为了给他增加营养，我这个表婶把他当小猪喂，实在尽职尽责。

但是，在扬扬考完专业考试之后的一个早上，一切都变了。那天早上，去上厕所的扬扬非常惊恐地叫着我："小婶！

你快来看呀！"

刚起床的我和老公都被吓了一跳，赶快跑进厕所去看，只看到马桶中漂浮着一对粉红色的泡沫。我们赶快问扬扬是怎么回事，这个平时总是自诩为"纯爷们儿"的大男孩吓得说话都带着哭腔，用颤抖的声音说："我，我也不知道。我刚才小便，方便完了一低头，就看见马桶里漂着这些粉红色的泡泡。小婶，我怎么了呀？我会不会死呀？"

老公听他这么说，"扑哧"一声笑了出来，笑骂："臭小子！瞧你那点儿胆子！哪儿就那么容易死人了！"

我觉得人家已经吓得那个样子了，老公还笑话他，十分伤害小孩的自尊。况且，没有确定扬扬得了什么病之前，也不能如此武断地认为没有大事，就拧了他一把，说："扬扬都吓成这样了，你还笑话他，你这小叔当得……算了，一巴掌打飞你算了！"

"我错了还不行嘛！扬扬，赶快跟你小婶说说，你还有哪儿不舒服？"老公也觉得自己说得过分了，赶快道歉并表示关心。

扬扬似乎已经吓得没心情理会小叔的过分揶揄，赶快对我说："我最近明显觉得自己的尿少了，腿上一按就会有一个小坑，有时还会头晕。"

出于医生的职业敏感，我联想到前一阵扬扬开始变胖，赶快追问他："扬扬，你头晕时会不会觉得头一鼓一鼓地痛，脖子还觉得僵硬？"

"会，感觉像平时我爸爸高血压犯了的时候那种头痛。小婶，我还不到20岁，不会也得高血压了吧？"扬扬问我。

　　"扬扬，小婶觉得你不是高血压，是肾脏出了问题。咱们一会儿马上去医院做个检查好不好？"我问扬扬。

　　老公被我的话吓了一跳，拉着我说："老婆，你可别危言耸听！我表哥将近40岁才得了这么个宝贝儿子，这在咱家住了两个月肾就坏了，咱们可怎么跟我表哥交代呀？！"

　　"我没吓唬你们！扬扬说的头痛，据我推断，就是高血压的症状。还有，他今天早上这个'粉红泡泡'如果我推断得没错就是血尿加蛋白尿。出现这些症状，是因为风热毒邪侵袭脏腑，伤了肾脏所致。至于风热毒邪生发的原因，内因是扬扬最近备考熬夜紧张引发内火；外因我觉得和他从小住在四季气候宜人的云贵高原，骤然间到了咱们这又干又热的平原地区，水土不服有一定关系。对了，还有前一阵咱们都以为扬扬胖了，今天他说腿上一按就有小坑，我想那不是胖，而是水肿！"我向老公分析着。

　　"你这么一说，还真是有点儿道理。扬扬，赶紧换衣服，小叔给你做早饭，吃完咱们马上去医院！"老公对扬扬说着。

　　检查过后，扬扬被确诊为急性肾小球肾炎，好在不太严重，治疗后就可以痊愈。他的爸爸妈妈，也在两天后赶到了我们这里，照顾生病的儿子。

Part 13

抓住"隐形妖"，
留住悄悄溜走的健康

胖妹突然瘦了两大圈，绝不是好事

"排骨姐"突然增肥，绝不是好事

琳琳为什么总在长出气

25℃她却捂得特别厚

总是迟到并"睡眼惺忪"的娜娜

薛凯总是看上去莫名的恐惧不安

瞧她丢三落四的马虎样

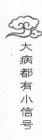

胖妹突然瘦了两大圈，绝不是好事

　　医学院出身的我经常会建议大家多活动、多锻炼，这样对身体会有着极大的好处。我自己也经常去健身房跑跑步，权当放松身心。在我常去的那间健身房中，我认识了胖妹，她来健身房的目的很明确——减肥。恰巧我也有这个愿望，所以这个共同语言让我们一下子就熟络了起来。我们认识一周后的一个周末下午，我又在健身房看见了胖妹。

　　她的变化让我大吃一惊，难道健身真的这么有效？几天不见，她明显苗条了。当然健身有利于健康不假，但是要想短时间瘦下来这么多，那几乎是天方夜谭。

　　这时，胖妹也看到了我："你好，林医生，星期六你怎么来了，不用陪老公孩子吗？"

　　"呵呵，这个星期六我是空闲下来了，老公出差，宝宝去了外婆家，我就成一个'闲人'了。"

　　"那也不错，自己也要适当的休息不是，哎，林医生，你看我是不是瘦了一点。"

　　我看着眼前的胖妹，眼睛里面很明显的没有精神，就随口问道："你是不是病了？"

　　谁知，胖妹听了这句话，有些不高兴地说："林医生，我知道你身材好，但是我稍微瘦了一点，你也不能这么打击我啊！"

"胖妹，我不是打击你，你最近有没有不舒服的地方，或者是和从前不一样的地方呢？"

胖妹看着我的神情并不像是开玩笑，于是她细想了一会儿说道："最近确实有些反常，眼睛经常会看不清东西，就像有重影一样；而且你说我以前能吃吧，但也不能像现在这样啊，天天就像没吃饱似的，还特别能喝水；晚上睡觉的时候，小腿抽筋抽得特别厉害。应该是我最近工作太忙了吧，没有什么大碍的。"

听了胖妹的叙述，我知道事情并没有她说的那么简单。"你出现这种情况多久了？"

"上一次我们见面的时候，就已经有点了，不过最近几天特别的严重，林医生，我的身体是不是出什么问题了？"

"嗯，胖丫头，你很可能是得了消渴病。你的体形本身就偏胖，通过聊天我知道你还是个美食家，喜欢肉类食物和重口味的食物。中医学认为体形偏胖又喜食肥甘厚腻的人，脾的运化功能会受损伤，导致胃中积滞，蕴热化燥，伤阴耗津，更使胃中燥热，人变得消谷善饥；加之胖人多痰，痰阻化热，也能耗损阴津，阴津不足又能化生燥热，燥热复必伤阴，二者夹杂形成恶性循环，使人最终患上消渴病。"

"这么厉害呀？那林医生，我现在该怎么办呢？"胖妹紧张地问。

"在饮食上面，你一定要注意，不要吃太过于油腻的东西，或者是太甜的东西，不然的话，会给你的胃部带来很大的负担；还有一定要学会控制情绪，不要再随意地乱发脾气。"

"嗯，好的，林医生，谢谢您了。"胖妹向我道了谢，然后就去给老公打电话，告诉他晚上不吃原定的冰糖肘子，要改成清淡饮食了。

我再去健身房的时候已经是几个月后的事儿了，如我所料，我又碰到了胖妹，她气色好多了，她说按照我说的原则，调理身体一段时间后，发现自己确实健康了不少。

"排骨姐"突然增肥，绝不是好事

我参加工作后，由于不住在一个城市且工作繁忙，和亲戚们的走动没有以前那么勤了。这次因为九姑父去世，我不得不匆匆忙忙向领导请了几天假，赶回老家，见到了久违的小琪表姐。

表姐是刚刚过世的姑父和姑姑唯一的女儿，从小就身段苗条，属于众人口中怎么吃都不胖的那种类型，羡慕死了我们一群"喝凉水都长肉"的姐妹。可这次见到她时，她比以前胖了好几圈，而且精神也不是很好。我最初以为是随着年龄增长，她的体形才发生了变化，精神不好是因为姑父去世给了她太大的打击。葬礼完全结束后，我还是不太放心表姐，决定在回去上班前跟她好好聊聊。现在想来，幸亏有那次聊天，要不可能一切都来不及挽回了。

那天晚饭后我去找表姐，她的屋里没有开灯，我喊了几声她才应声。我打开灯发现她背对我躺在床上，于是我坐在她身边，说着一些比较开心的话题，希望能够引起她的兴趣。但是，我错了，我发现无论我讲什么样的故事，都很难引起她的注意，甚至一些刚发生的事情她记得都不是很清楚，就连和她说话，她的反应也是慢半拍，再想想她这几天的行为，我怀疑，表姐是不是生病了？

谈话也没有再继续，我给表姐盖好被子，去找了我的姑姑，想问问她表姐最近的表现。

"姑姑，睡着了吗？"

"哦，是小小啊，进来吧，还没有睡呢？"姑姑很热心地将我让进了屋里。

"小小，这一年到头的你都在外地，也见不了几次，你干吗走那么急啊？"

"姑姑，单位的事情太多，明天我的假期就结束了，真得回去了。不过，我看表姐的情况不是很好，是不是姑父的事情给她的打击太大了？"

"唉，小琪这孩子不知道怎么回事，你姑父还在的时候什么事也没有。你姑父住院那段时间，她帮着我跑前跑后，累得够呛。后来你姑父没了，她就变得越来越不喜欢说话，说话时还分神；想事情开小差，而且经常会记不起事情；脸色也一直不好。我说带她去医院看看，她也不同意。最近有些时候，她开始说话都说不清，也不知道怎么了，天天就像是睡不醒似的，有些时候还会自言自语，不知道她在想什么。"

听了姑姑的话，我的眉头就再也舒展不开了，表姐的症状绝对不简单。

"那她平时吃饭怎么样，我看她到比上一次相见时胖了一些。"

"吃饭就别提了，根本就不大吃，也不知道怎么会胖的。而且，平常的时候她还会出现急喘的症状，小小，你看你不问我都忘了，医院你表姐不愿意去，你不是个医生吗？正好问问你，你看看你表姐是不是生病了？"

"嗯，姑姑，从您观察到的表姐的情况看，我觉得她是因为姑父去世的刺激再加上姑父住院时忙着照顾姑父，自己不太注意饮食和休息，导致肝郁脾虚，运化失常，内生湿痰。痰湿阻窍就会造成人神志不清、少气懒言、昏昏欲睡等症状。时间久了，还会引起人的精神异常。"

"啊，小小，你姑姑我就这么一个女儿，有什么办法救救她啊！"听到我说会引起精神症状，姑姑一下就急了，抓着我焦急地说着。

"姑姑，您别急，明天无论如何都要让表姐去一趟医院，您平时的时候多和她聊聊天，陪陪她，给她多做一些她喜欢吃的食物。再根据医生的指导慢慢调养，应该很快就会好了。"

第二天，带着表姐进了医院之后，我也就返回自己工作的城市。现在表姐的情况也在慢慢好转，我的心也就跟着放下了。

琳琳为什么总在长出气

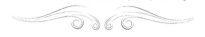

好友小璃前两天给我打了一个电话，她家的哈士奇生了九个"哈宝宝"，让我去她家选一个漂亮的，她也好给我留下。

我本身就是一个特别喜欢小动物的人，这种事情当然要抢先了，二话不说，周六上午便早早地来到了小璃的家里，没想到，还有一个女孩子比我早来了一步，是小璃的同事，叫琳琳。

看着眼前这一窝小"狼"，心里真是高兴极了，一直抱在身上不舍得放下，惹得小狗的妈妈一直不满地冲我哼哼。就在我玩得开心的时候，不经意间看到坐在沙发上的琳琳，眉头紧锁，一直在长出气，好像很难受的样子，于是我赶紧将狗宝宝放下，走到她面前。

"琳琳，你是不是哪里不舒服？"我刚说完，琳琳还没有说话，小璃马上接了一句："琳琳，有什么不舒服赶快说哦，我这个'发小'袁熙可是个很不错的医生呢！"

琳琳略微思索了一下之后，对我说："我这种情况已经有很长时间了。上个月得了一次感冒之后就一直这样，经常感觉气好像不够用一样，必须出长气才能觉得舒服；天天看见饭就饱，但是明明没有吃东西，肚子却是胀胀的，有些时候，头感觉昏沉沉的，特别没有精神。"

"琳琳，伸出舌头让我看看。"

琳琳的舌头颜色比较偏暗一些，再根据她说的症状，我判断她的病十有八九在心脏上。

"我是不是得了什么大病啊！"琳琳紧张地问。

"琳琳你今年多大了？"

"整20岁，这和年龄有关系吗？"

"你平时身体怎么样？"

"不算好吧，挺容易感冒什么的，我到底怎么了呀？"琳琳要急了。

"倒不是什么疑难杂症，但是你今天回去之后，一定要去医院检查一下，星期一的时候你来我这儿，我亲自给你治疗。"

琳琳听了我的话之后，心里就更加不安了，赶紧追问我："袁熙，到底是什么病啊？"

"如果我没有猜错的话，你可能是心脏出了问题。中医学认为年轻人未达筋骨隆盛，本气尚未充满之时，尤其素体禀赋就有不足之人；或因肺卫失和，感受温热病邪；或为脾胃适逢亏欠，感受湿热疫毒。使得人体耗气伤阴，以致心气虚衰，造成因气虚衰血无力引发的气虚血淤之症。就会出现类似你现在的症状。例如，心悸、气短、神疲乏力等。不过也不用害怕，只要你从现在起注意你的饮食和作息时间，多锻炼锻炼自己的身体，再加上我们一起努力配合，相信很快就能够康复的。"

琳琳听了我的话，稍稍放下心来，又和我们聊了一会儿才告辞。星期一，她果然来医院找我做了全面检查，最后证实她患了轻度的心肌炎，需要住院观察治疗。

一个月之后，已经康复出院的琳琳和我相约一起去了小璃家，抱回了我们各自的"哈宝宝"。

25℃她却捂得特别厚

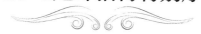

　　王琳是我的表妹，今年27岁，那段时间我和家人去看妈妈，正好碰到表妹也在那里。她一看到我就惊讶地说："你们穿这么少的衣服就出来，真不怕冻着。"

　　我指着手机上的天气预报说："拜托小姐，今天气温25℃，不是我们冷，难道你就不热吗？也不看看什么天，还穿着毛衣，你真行。"

　　王琳撇撇嘴说："是吗？可是我真的不热，而且还感觉冷呢。"

　　我看着她认真的表情，笑着说："要真是这样的话，看来你应该去看一下医生了。"说完，我突然感觉到这应该并不是偶然，好像表妹的身体真的出了问题。我看着她问道："最近有没有感觉到不舒服啊？"

　　表妹想了想回答说："除了一直感觉到冷，好像并没有什么不对的地方。"

　　我想了一下，表妹应该没有明白我的话，我又继续问她："我是说，你最近有没有感觉不想吃东西，而且即使没吃多少东西，偶尔也会感觉到腹胀或者胃痛。有的时候除了感觉冷，是不是大便也不太正常，而且白带也变多了？"

表妹看着我张大了嘴，惊讶地说："你怎么知道？"

我瞥了她一眼说："看你傻的，自己都得病了还这么美。"

她更是感到惊讶，不相信地说："怎么会，我这么健康，怎么会得病呢？"

我看她不信，摆摆手说："对牛弹琴，不信算了，当我没说。"

说着就要离开，她一把拉住我说："表姐别走，我没那个意思，我的身体到底是怎么回事啊？你总不能见死不救吧？"

我只好停下来跟她解释："你的症状是一种脾胃虚寒的症状，也就是说你的脾胃都比较虚，应该去医院看一下，然后根据医生的建议，调理一段时间，身体自然就好了。"

她还是不放过我，继续问道："我觉得自己平时各方面都挺注意的，为什么会有这样的症状呢？"

我告诉她说："这种症状的引起，一般是因为你平时生活上不太注意，例如，经常吃一些生冷的食物，或者饮食没有规律，再或者疲劳过度导致的。因此，最主要的就是要养成良好的生活习惯，注意休息，这样就能够慢慢恢复了，不过你还是要尽早去医院看一下，及早对自己的身体加以调养。"

王琳听了我的话，再也不说自己感觉冷是正常的事情了，第二天就在丈夫的陪同下去了医院，进行了全面的检查，检查结果果然和我说的一样，经过一段时间的细心调养，她的身体很快就恢复了。

总是迟到并"睡眼惺忪"的娜娜

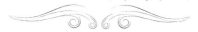

　　娜娜是住在我家隔壁的邻居，与我妹妹在同一家公司上班，两个人经常一起上下班，而且平时聊天也很聊得来，自然关系就近了不少。妹妹是个非常热情的人，经常邀请娜娜来我家做客，久而久之我们也和娜娜熟悉起来了。

　　娜娜是一个性格非常开朗而且要强的人，平时在我家总是能够聊到一些我们不知道的趣闻，每次都能逗得大家开怀大笑，简直就是大家的开心果，每次她一来，我女儿就会蹦蹦跳跳地围在她身边，吵着让她讲故事，为此我们也都很喜欢她。娜娜依然每次都会在吃过饭之后来我家串门，但是最近情况却发生了变化。

　　娜娜不再喜欢说说笑笑，也不再总是唧唧喳喳的没完没了，连我女儿那么小的孩子都看出了娜娜的不同，坐在她的身边，小心地问："娜娜阿姨，您怎么了，怎么好像有些不高兴啊？"

　　这时候，我会拍拍女儿的手说："阿姨累了，等别的时候再给你讲故事，妈妈和阿姨聊会儿天啊。"

　　娜娜也不说什么，只是拽着我女儿的小手说："对不起啊，阿姨最近心情不太好，过几天阿姨再跟你玩啊。"

　　我抱着女儿回了房间，哄她睡觉以后，从房间出来看她们还坐在那里聊天，我也就凑了过去。看娜娜面露哀色，我问妹妹："怎么回事啊？"妹妹望了娜娜一眼，将事情原原本本地告诉了我。

　　原来娜娜最近不知道为什么，总是感觉睡不够，每天早上都起不来，即使定了闹铃，也总是睡过了，为此没少被老总训，还被记过扣了工资。不仅如此，上班的时候还总是犯困，喝多少咖啡都不管用，经常是上着班就能睡着，甚至还在开会的时候睡着了两次，工作不断出现错误，老总现在对她意见很大，甚至当着公司同事的面说再有下次，就直接让她走人了。

　　听了娜娜的叙述，我不禁也为她的遭遇感到难过。娜娜哭了起来，我看着她那疲倦又悲伤的样子，似乎清楚了是怎么回事。我望着她说："娜娜，先别哭了，我帮你把把脉吧。"

　　娜娜看了妹妹一眼，将胳膊伸了过来。我静下心来，替她把完了脉，心想果然如此。我继续问她："最近除了总是犯困，是不是还总是没有胃口，吃不下饭，而且感觉四肢乏力，不愿意动，晚上经常出虚汗？"她疑惑地望着我，使劲地点点头。

　　我顿了一下告诉她："这是阳气虚衰、脾弱的症状，只要好好休息一段时间，好好调理一下就可以了，但也不能太大意，如果情况一直持续下去，也会出现大麻烦的。"

　　她听完了我的话，感激地对我和妹妹说："谢谢你们，我终于找到原因了，我明天就跟公司请几天假，去医院查查，好好休息一下。"

经过一段时间的调养，娜娜整个人精神多了，她没有再迟到，工作上也没有再出错。

薛凯总是看上去莫名的恐惧不安

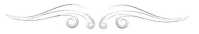

薛凯是我高中时候的同学，多年的好朋友。毕业后我们一直保持着联系，但是见面的时间比较少。不过，最近一段时间我们经常见面，因为薛凯遇到了一些不顺心的事情，他的妻子要和他离婚，现在已经带着四岁的女儿住回了娘家。我们几个老同学和薛凯一起去请了好几次都没有将她请回来，因此薛凯这段时间精神一度委靡不振。

为了帮他摆脱心理的阴影，我们几个同学每天下班后都会轮流陪他，可是，每次薛凯的情绪都不是很高，总是在那里闷闷地喝酒，甚至经常会喝得不省人事。我们在那看着，也不知道说什么好，只能在一旁陪着。但是这几天我发现，薛凯总是自己坐在那里发呆，我走近了他都不知道，我跟他打招呼往往要喊他好几声，他才能回过神来，有时候还会吓一跳。我看着他的样子，发现他眼神空洞，一点精神都没有，而且神情也越来越麻木，眼圈黑得吓人，好像几天几夜都没有休息了。

我坐在他的对面，看着他的情况，决定跟他分析一下他的身体情况。我拿过他手里的酒杯，望着他说："看看你，现在都变成什么样了。你越是这样你媳妇越不可能回来，再看看你现在的身体情况，连自己都照顾不好的人，怎么去取得人家的原谅啊？"

他听完了我的话，不以为然地说："我身体很好，我得慢慢去化解矛盾。"

"你是得慢慢化解矛盾，可是我就怕你还没将矛盾化解完，自己就先挂了。"

"怎么可能，我的身体我自己知道。"他还是不信。

我看着他再一次端起来的酒杯，顺势将其夺下，问道："最近是不是经常失眠，而且经常感到胸闷气短？有时候还会半夜里惊醒？而且夜间还经常出现盗汗的症状？"

他惊奇地看着我说："你怎么知道？这应该是我最近事情比较多，比较烦而已。"

"你说的倒也是个原因，但也并不全对。"

他愣愣地看着我说："什么意思？"我告诉他说："你已经得病了，还不自知。这是你气虚不足的症状，至于原因，你说的心烦也是因素之一，但是并不是全部。导致你气虚的原因据你的表现来看，与你媳妇说要跟你彻底'散伙'把你吓着了，也有一定关系。再有，你这样天天心里装着事，总是睡不好，弄得自己心火亢盛，也是因素之一。所以，你需要赶紧治疗，否则后果是很严重的！可别到时候还没等到你媳妇原谅你，就已经看不到你了。"

他听完了我的解释，也感到大吃一惊。他想了一下，立即起身对我说："明天我跟公司请一天假，你给我好好看看，我要把自己的身体养好了，然后重新把我媳妇追回来。"看着他重新振作起精神，我也确实为他感到高兴，从那天开始薛凯就不让我们再每天看着他了，他说自己可以。

半年后，我再见到薛凯的时候，他还带着妻女，显然他们和好如初了，薛凯说，他的身体经过一段时间的调养也没问题了。

瞧她丢三落四的马虎样

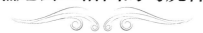

妹妹今年刚刚大学毕业，前不久经人帮忙找到了一份工作，在一家财务公司做助理。也可能是刚刚走出校门没多久，还不是很习惯现今状态下的生活，因此每天不管做什么事还是风风火火的。我们每天看着她忙忙碌碌的身影，真是拿她没有办法，为此妈妈没少说让她稳着点，没办法，一点不管用，还是像个没长大的孩子一样。

但是最近一段时间，妹妹不但没有改掉她的这种习惯，反而更增添了一些坏毛病。丢三落四的毛病更加严重了，每次去上班前总是刚刚出门，还不到一分钟就又带着风似的推门进来，然后就是一通乱翻，不是忘了拿钱包就是忘了带手机，甚至有时候刚刚把要带的钱包找到了，可是原本握在手里的手机却又因为找钱包不知道放在了哪里。按理说妹妹原来也有这种丢三落四的毛病，但还不至于这么严重，根据我的观察，妹妹最近这种情况的发生率实在太高了，这引起了我的重视。

我回想了一下妹妹近来的表现，不但每天出门妹妹会有这种情况，就是平日里也总是记不清自己的东西放在了哪里。常常是她自己放好了东西，过几天就给忘了，然后反过来问我们有没有看到。联想到妹妹的这一系列情况，我突然变得警觉起来。看来真得要和妹妹好好聊聊，仔细问问她的情况了。

这天，妹妹下班回来，我敲敲妹妹的房门，推门进去，看见妹妹把房间弄得乱七八糟，似乎正在翻找什么东西，我见她急得满头大汗，心疼地问："你在找什么呢，急成这样？"

妹妹说："我今天带回来的文件不见了。我明明带回来了啊？怎么就是找不到呢？"我想起了妹妹回来时顺手扔在客厅的蓝色夹子，对她说："应该在客厅的茶几上。"妹妹不相信地看了我一眼，跑出去找。过了两分钟她怀里抱着文件回来了，对我说："谢谢姐姐！"我看着她的样子，拉着她坐在对面，跟她说："你最近是不是记忆力不太好，要不怎么总是丢东西啊？"

妹妹抬抬眼说："可能是最近太累了，总是睡不好觉，觉得心里很烦。"我回想了一下最近对妹妹的观察情况，她最近不但精神不好，而且胃口也很差，每天只是吃一点点就不想吃了。我突然想起来这可能是她平时不注意调理，气虚的症状。于是我抓过她的手给她把了把脉，果然脉相有些虚弱。

妹妹看着我眉头有些皱了起来，小声地问："姐，有什么问题吗？"我望了她一眼，告诉她，现在没什么问题，但是已经出现了气血虚弱的症状，再不好好调理，你就真的出问题了。我把这件事情告诉了妈妈，让妈妈最近多给妹妹做一些健脾补气补血的食物。过了一段时间，妹妹的情况果然有所好转了，不会再像以前一样丢三落四那么严重了，而且精神也好了很多。

附 录

注意生活中的 65 个健康细节

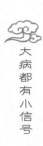

细节1　早晨用冷水洗脸

这样既锻炼了面部和鼻腔对寒冷的耐受性又打扫了鼻前卫生，可以增加人体对感冒的抵御能力。

细节2　每天喝一杯枸杞茶

枸杞是一种具有强韧生命力的植物，非常适合用来消除疲劳。枸杞子能够促进血液循环，防止动脉硬化以及肝脏内脂肪的囤积；再加上枸杞子内所含有的各种维生素、必需氨基酸及亚麻油酸的全面性作用，更可以促进体内的新陈代谢，防止机体老化。

细节3　睡前洗脸刷牙

睡前洗脸可促进面部血液循环，有利于面部的皮肤护理；睡前刷牙能及时清除口腔中积存的食物残渣，有效预防龋齿。

细节4　睡前要排尽小便

尿液是人体的代谢废物，含有很多对人体有害的毒素，长期停留体内对人体健康极其不利。因此，应在睡前尽可能将体内已生成的尿液排出，以免停滞体内对人体造成伤害。

细节5　尽可能爬楼梯而不是坐电梯

每爬1分钟楼梯，你就会消耗25焦耳（6卡）热量，即使你只住在4层楼上，一周也至少能消耗501焦耳（120卡）热量，1年就是23074焦耳（5520卡），相当于你一年能少长1千克脂肪呢。

细节6　待头发干透再上床

人睡着后头部血液循环减慢，抵抗力减弱，湿发在变干过程中会带走人体头部热量，导致头部气滞血瘀、经络阻闭，引发头痛、头晕、浑身无力，还会引发感冒。

细节7　工作间隙活动肩背

工作一阵后，记得用力耸双肩，尽量贴近双耳，夹紧两臂，然后放松，这一动作可重复10次。通过使颈背发力，刺激血液循环从而达到放松颈背的效果，以免你落下腰酸背痛的毛病。

细节8　阳光明媚时，偷闲做15分钟日光浴

紫外线不仅是非常好的消毒工具，还可以增强你对钙的吸收，你所需要的维生素D也会轻而易举地得到。

细节9　边看电视边干刷皮肤

使用一把干的鬃毛刷或一个丝瓜络，在腿上、手上进行轻轻摩擦，可刷至表皮呈粉红色。通过按摩皮肤，使表层老皮脱落，加快血液循环，刺激你的神经，活跃你的思维。

细节10　晚间用柠檬和细盐给面部杀菌

每天晚间将一点儿盐撒在半个柠檬上，待盐溶化后用柠檬轻轻涂抹脸颊，涂匀后静置5~15分钟，然后洗掉。柠檬具有收缩和抗菌作用，是极好的清洁剂，它含有丰富的维生素B_3，有助于预防细菌生长，并对痤疮有很好的治疗作用。

细节11　睡前不喝浓茶

茶叶中所含生物碱会提高人体神经中枢的兴奋性，使人精神兴奋，久久不能入睡。此外，浓茶还有很强的利尿作用，睡前喝浓茶会引起半夜膀胱膨胀，干扰睡眠。

细节12　睡前小酌一杯红酒

红酒里含有强心剂，睡前小酌一杯可有效防止心脏病。

细节13　每晚睡前用牙线清理牙齿

每晚睡前用牙线清理牙齿，可使患牙龈病的概率降低85%以上。

细节14　睡前冲热冷水交替浴

睡前冲热冷水交替浴，每次淋浴维持约30秒，最后一次是冷水。这样可令你紧绷了一天的神经松弛，加快入睡速度。

细节15　睡前用热水泡脚

坚持每天睡前用40℃左右的热水泡脚15～20分钟，可促进血液循环，减少脑部充血，有效缓解头痛，促进睡眠。

细节16　看完电视不立即睡觉

看电视时长时间静坐会导致腿部血液循环受阻，压迫下肢静脉，因此看完电视后最好稍微活动片刻再去睡觉，以防下肢静脉栓塞。

细节18　吃完饭不立即睡觉

吃完饭后，为帮助消化，胃部血液流量增加，大脑供血相对减少。如果此时入睡，有可能会因脑供血不足而引发中风。

细节18　睡觉前伸个懒腰

一个缓慢的、舒适的懒腰对于即将上床休息的人来说是再好不过了，因为它可以帮助你放松紧张的神经。

细节19　裸睡有益彻底放松身心

裸睡有利于神经调节，能增强适应和免疫能力，还可以促进全身肌肉伸展，消除疲劳，缓解失眠、多梦、头痛等症状。

细节20　睡觉时宜开窗

在温度合适的季节，睡觉时开窗可以提高室内含氧量，提高空气质量，不但有利于人体健康，还可以提高睡眠质量。冬季也要注意室内通风换气。

细节21　不蒙头睡觉

蒙头睡觉时，人头部周围空间变小，空气难以流通，人呼吸的空气中含氧量会越来越低，致使人体内器官失去良好调节，严重影响人体正常新陈代谢。

细节22　睡觉时不宜扬起双臂

睡觉时扬起双臂，会牵制人体的肋骨、膈肌、腹壁肌等肌肉群，使其无法自然收缩、伸展，影响肺部正常呼吸，使得人感觉胸闷、疲劳、乏力。

细节23　睡觉不要面对面

两个人面对面的睡觉姿势，会使睡觉的双方大量吸入对方呼出的"废气"，导致吸入的氧气量不足，导致睡眠缺氧，出现疲劳、浅眠和多梦等现象。

细节24　睡觉不要戴隐形眼镜

隐形眼镜直接覆盖在眼角膜上，阻碍了眼角膜的呼吸。晚间摘下隐形眼镜，可以让眼角膜及时"呼吸"氧气，得到适度的休息。如果不摘，眼角膜就会长期处于缺氧状态，引发水肿等严重问题。

细节25　睡醒后不要赖床

醒后赖床会破坏人体的正常生物钟，导致体内各器官的功能紊乱，严重损害身体健康。

细节26　醒后忌立即起床

人睡着后心搏、血压、代谢都会变得缓慢，如果醒后立即起床，身体各器官还没有准备好就被迫进入"工作"状态，会

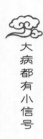

对其造成伤害。因此，醒来后最好在床上保持平躺几分钟，让身体慢慢进入状态再起来。

细节27 不要刮舌苔

舌苔是舌头正常新陈代谢的产物，强行刮剥舌苔会损伤味蕾和舌乳头，造成味觉迟钝和舌背部麻木，导致食欲降低。

细节28 不要用力擤鼻涕

用力擤鼻涕会造成耳内压力过大，引发耳鸣。还有，双手捏住鼻翼用力擤鼻涕时，部分鼻涕有可能进入鼻窦引发鼻窦炎。

细节29 有尿不能憋

尿液长时间滞留在膀胱中，不能及时冲刷寄居在尿道周围的细菌，会引发尿路感染；还有，尿液不及时排除，逆行到肾盂，还会引起肾盂肾炎。

细节30 大便时不宜读书看报

排便时读书看报会分散注意力，使大便不能及时排出体外，引发便秘。不能及时排出的大便长时间压迫直肠和肛门周围的静脉，还会诱发痔疮。

细节31 音响声音不宜过大

过大的声音容易使人兴奋，加速肾上腺分泌，导致心搏加快、血压升高，会加速消耗人体赖以生存的各种营养物质，还容易诱发心脏病。

细节32 手机不宜长时间使用

手机辐射功率虽不强，但长时间使用辐射大脑，容易对中枢神经系统造成损害，引发头痛、失眠、多梦等症状。

细节33 洗澡水温不宜过高

洗澡水温过高，会使洗澡者大量出汗，加大感冒的可能性。

细节34 不要跷二郎腿

跷二郎腿时，会阻碍被压一侧腿的血液循环，时间久了就会引发这一侧腿部的静脉曲张或栓塞。

细节35 刷牙时间不要超过3分钟

刷牙时间过长，不但对牙齿无益，还会损伤牙齿，造成牙龈出血，甚至引发牙龈炎。

附录 注意生活中的65个健康细节

细节36　牙齿美白要适度

选用方法不当或过度的牙齿美白，会引发牙齿及牙龈过敏，导致牙齿发酸、怕凉等。

细节37　经常吐唾液有损健康

经常吐出人体正常分泌的唾液，不但会污染生活环境，还会破坏人体自身的体液平衡能力，有碍人体健康。

细节38　不要用汽油洗手

频繁用汽油洗手，会引发皮肤慢性中毒，出现湿疹、皮疹、头晕、头痛、血压下降、视物模糊、食欲不振甚至精神恍惚等症状。

细节39　枕头不要过高

睡觉时枕头过高，会加大颈部的自然弯度，形成颈部肌肉过度紧张，造成颈部的疲劳、不适感。长时间这样，还会发生肌肉劳损、挛缩，甚至造成颈椎位置变化。

细节40　使用电脑时间不宜过长

长时间使用电脑，会造成中枢神经处于兴奋状态的时间过长，自主神经紊乱，影响皮肤正常的血管收缩，造成供血不足，使得面部皮肤干燥易生皱纹；头皮营养不足，易脱发且发质干枯、分叉、易断。

细节41　饭后漱口好处多

饭后食物残渣长时间停留在口腔里，会发酵、滋生细菌，造成口腔疾病。如果饭后尽快漱口，就可以将这些潜在危害及时清除掉。

细节42　将电脑显示器放低

电脑显示器放在低一些的适宜位置，可以减少颈部肌肉的紧张度，还可以减少眼角膜暴露在电脑前的面积，缓解眼睛的干涩症状。电脑显示器最适宜的高度是水平视线向下30°，屏幕略向上倾斜10°左右。

细节43　不要经常揉眼睛

日常生活中，我们的手上经常沾有各种肉眼看不见的细菌。用手揉眼睛时，这些细菌就会被带进眼里，引起眼睛发炎，对眼睛造成伤害。

细节44　看东西不要眯眼

人的眼部皮肤非常娇嫩，几乎不含汗腺和皮脂腺，也没有肌肉支撑，自我修复能力较差。经常眯着眼睛看东西，不但容易引起视力疲劳，眼部周围皮肤经常皱起，眼角也更易出现鱼尾纹。

细节45　不要频繁洗脸

洗脸过于频繁会破坏脸部皮肤的天然屏障——皮脂膜，降低脸部的自我防御能力，使细菌乘虚而入，导致多种脸部皮肤问题，如痤疮等。

细节46　毛巾最好每月一换

毛巾使用过久，空气中的灰尘、水中的杂质和皮肤上的油脂都会在其上"安家落户"，并在使用过程中污染皮肤、阻塞毛孔，给肌肤造成伤害，因此最好每月更换一次新毛巾。

细节47　牙膏不宜久存

牙膏中除了清洁牙齿的物质，还含有发泡剂、摩擦剂、黏合剂、香料和防腐抗菌等多种化学成分，久放之后，这些化学成分相互作用就会使牙膏变质，产生对人体有害的物质，因此牙膏存放不宜超过10个月。

细节48　梳子不要公用

很多家庭的家庭成员都会公用一把梳子，这样很容易造成头癣等传染性皮肤病在家庭成员之间相互传染。因此，家中梳子应专人专用，不宜混用。

细节49　花露水使用有讲究

花露水中含有乙醇，因此要放在远离明火的地方。此外，给儿童使用时应按1∶5的比例稀释，以防给儿童的娇嫩皮肤造成伤害。

细节50　使用蚊香要通风

大多数蚊香中的有效成分是除虫菊酯，这种物质在房间中的浓度过高，会使人感到呼吸道不适，还会加重哮喘、慢性支气管炎等疾病患者的病情。因此，使用蚊香时，应注意室内通风，保持室内空气的清新。

细节51　使用纸巾要选择

有些廉价纸巾的原料是垃圾纸，为了使其看起来洁白干净，在加工时加进了大量脱墨剂、强碱、硅酸钠等对人体有害的物质。更有甚者，一些无良厂商为了增加纸的卖相，让成品纸巾看起来雪白，在纸浆里加入了有致癌性的荧光增白剂和石灰粉等物质。因此，选择纸巾时并不是越白越好，好的纸巾应是手感细腻、不掉纸屑而有韧性的。

细节52　减肥不能靠节食

过度节食的体重骤降，容易引发人体内分泌失调、免疫力下降，严重者还会引发骨质疏松。如果出现这些情况仍不及时停止节食，还会引发厌食症，直接威胁生命。

细节53　不要随便剪鼻毛

鼻毛是人呼吸时，阻挡外界灰尘、异物和冷空气直接进入人体呼吸道的一道"屏障"。如果把它修剪得过短，异物就会直接进入呼吸道，冷空气也能直接"攻击"肺部，会严重影响人体呼吸道的健康，因此不能修剪得过短。

细节54　嘴唇不能时时舔

当唇部皮肤干裂时，很多人喜欢舔一舔。但这样做，在唇部表面水分蒸发后，唇黏膜会更干燥，皱得更厉害，严重时还会引发唇部色素沉着、产生不可修复的深刻唇纹。

细节55　人参不可乱吃

很多人喜欢时时吃一些人参进补，但如果不根据自身情况乱用人参，就会引发体内"上火"，出现口干、便秘、流鼻血等症状，更有甚者，还会引发人参皂苷中毒危及生命。

细节56　蜂王浆不能乱用

蜂王浆有很好的补益健身功效，但是因为其中含有大量果糖、葡萄糖等成分，会升高人体血液黏度，因此不适合患有高血压、高血脂、冠心病等疾病的病人和老年人睡前服用，否则容易诱发血栓。

细节57　蜂蜜常喝，远离感冒

蜂蜜主要由果糖和葡萄糖组成，其中含有丰富的蛋白质、氨基酸、维生素、无机盐和有机酸等，经常食用可以增加人体免疫力，对抵抗感冒侵袭很有帮助。

细节58　维生素不能乱吃

适量服用维生素可以增加人体免疫力，但过量服用非但无益，还会引起人体中毒现象，出现皮肤干燥发痒、脱皮脱发、食欲降低、消瘦、尿频、便秘等症状。因此，服用维生素要在医生指导下进行，切忌自行乱用。

细节59　扭伤后不宜马上贴药膏

人体软组织扭伤后，会因血管、淋巴管中大量液体渗出到扭伤处而造成局部肿胀。而药膏大多数都有活血的功效，此时贴药膏会促进扭伤部位的血液、淋巴液循环，血管和淋巴管的渗出液体也会增加，继而加重扭伤部位的肿胀程度，使人的肿胀感和痛感都有所增加。

细节60　痛经不可乱用止痛药

经常服用止痛药治疗痛经，会加重人体对药物的依赖性。而且，很多药物都有副作用，如降低人体白细胞数量、伤害肾脏等，严重的还会造成神经系统的功能紊乱、记忆力减退、失眠等。

细节61　饮水机要经常清洗

饮水机上的通气孔会与外界空气接触，容易带进细菌、藻类和灰尘，形成对饮用水的二次污染。因此，要经常清洗消毒，以免危害人体健康。

细节62　"毛蛋"不能吃

很多人认为"毛蛋"很补，实则不然。"毛蛋"其实就是鸡或鸭的死胚胎，而所有死胚胎中都含有大肠埃希菌、葡萄球菌等病菌，一旦食用前加热不彻底，就会引发恶心、呕吐、腹泻等肠胃不适症状。

细节63　吃盐不宜多

有些人认为菜中盐多吃起来香，实际上，过多地摄入盐分会伤害胃黏膜，还会使体内的钙大量流失，造成骨质疏松。

细节64　跑步锻炼要得法

慢跑虽然是很好的锻炼方法，但是跑在车水马龙的街上，大量吸入灰尘和汽车尾气，会造成呼吸道感染，影响健康。此外，跑步的地面如果过硬或不平整，还会造成脚部软组织受损，血液循环不畅发炎。

细节65　频发短信有害健康

频繁收发短信，过亮的手机屏幕会对眼睛造成伤害；固定的几根手指频繁按键还会引发局部肌肉和纤维组织发炎、水肿，更甚者还会引发腱鞘炎，严重影响正常的学习和工作。